高等院校数字化融媒体特色教材

护理学专业创新人才培养系列教材

社区护理学实训指导

主　编　李冬梅　李　桢

副主编　王秋月　张海莲

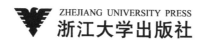

ZHEJIANG UNIVERSITY PRESS
浙江大学出版社

图书在版编目(CIP)数据

社区护理学实训指导 / 李冬梅,李桢主编.—杭州:
浙江大学出版社,2019.7
ISBN 978-7-308-19213-2

Ⅰ.①社… Ⅱ.①李… ②李… Ⅲ.①社区—护理学
—教材 Ⅳ.①R473.2

中国版本图书馆 CIP 数据核字(2019)第 117033 号

社区护理学实训指导

李冬梅 李 桢 主编

策划编辑	阮海潮
责任编辑	阮海潮(1020497465@qq.com)
责任校对	杨利军 陈逸行
封面设计	续设计
出版发行	浙江大学出版社
	(杭州市天目山路 148 号 邮政编码 310007)
	(网址:http://www.zjupress.com)
排 版	杭州星云光电图文制作有限公司
印 刷	浙江省良渚印刷厂
开 本	787mm×1092mm 1/16
印 张	11.5
字 数	259 千
版 印 次	2019 年 7 月第 1 版 2019 年 7 月第 1 次印刷
书 号	ISBN 978-7-308-19213-2
定 价	37.00 元

版权所有 翻印必究 印装差错 负责调换

浙江大学出版社市场运营中心联系方式:0571－88925591;http://zjdxcbs.tmall.com

高等院校数字化融媒体特色教材
护理学专业创新人才培养系列教材
出 版 说 明

2016年3月公布的《中华人民共和国经济和社会发展第十三个五年规划纲要》专门用一章来系统阐述推进"健康中国"建设的重大决策部署,提出全面深化医药卫生体制改革、健全全民医疗保障体系、提升基层医疗卫生服务能力、加强重大疾病预防和基本公共卫生服务、加强妇幼卫生保健及生育服务、完善医疗服务体系等,这就需要一大批高素质、创新型、能力强、知识结构立体化、能胜任各种医疗卫生保健任务、在各类各层次健康服务机构工作的护理专业人才作为支撑,对高等院校护理专业人才培养改革提出了内容广泛的研究课题。同时,也使护理学专业的学生能有广阔的就业前景。

为了满足"十三五"时期社会对高素质护理专业人才的需求,在相关部门的协助和支持下,编委会在调研各兄弟院校、各级医疗卫生机构的基础上,充分领会教育部、国家卫生计生委相关文件精神,同时结合护理学专业教学特点、综合的知识结构、前沿的健康理念、开放的工作场景和丰富的知识体系,认识到迫切需要组织编写一套适应"健康中国"建设需要、适应医疗卫生事业发展、能够反映社会对护理专业人才培养质量要求的规划教材,将教师多年教学成果进行总结、出版,切实提高护理学的教学质量,为学生胜任一线工作夯实基础。

本系列教材的编写特色如下:

1. 指导思想。本系列教材是一套理论基础扎实,以实践能力培养为核心,以创新型护理专业人才培养所必需的知识体系为要素,吸收现代医学发展的最新成果。

2. 编写目标。以培养具有良好的敬业精神和职业道德、扎实的临床基本技能、较强的实践能力的护理专业人才为目标。

3. 能力培养。 注重建立以学生为主体、教师为主导的新型教学关系，促进学生从记忆型、模仿型向思考型、创新型转变。

4. 数字化融媒体。 知识点呈现深入浅出，表达形式活泼。利用"互联网＋"技术建设立方书教学平台，以嵌入二维码的纸质教材为载体，将教材、课堂、教学资源三者融合，实现线上线下结合的教学模式，读者只要用手机扫描"二维码"，就可以随时随地学习和查阅，做到边学习、边操作，给人以形象生动、易学易懂的直观感受。

这套精心策划、认真组织编写和出版的系列教材得到了广大从事护理专业教学和研究的教师的大力支持，希望能对培养具有不断创新的能力、适应社会发展需要的复合型护理专业人才做出应有的贡献。

《护理学专业创新人才培养系列教材》编委会

高等院校数字化融媒体特色教材
护理学专业创新人才培养系列教材

编委会名单

编委会主任　曹梅娟

编委会副主任　陶月仙

编　　　　委（按姓氏拼音排序）

范亚峰　付　伟　洪少华　来　红

李冬梅　钱　英　孙曙青　童莺歌

汪　胜　王　薇　王晓蕾　吴育红

尹　萍　袁晓红　张　晶　张丽萍

章彩芳　朱碧华　朱雪娇

社区护理学实训指导

编委会名单

主　编　李冬梅(杭州师范大学)

　　　　　李　桢(云南省第一人民医院)

副主编　王秋月(襄阳职业技术学院)

　　　　　张海莲(延边大学)

编　委　(按姓氏拼音排序)

　　　　　陈　昕(杭州师范大学)

　　　　　丁亚平(杭州师范大学)

　　　　　王花玲(杭州师范大学钱江学院)

　　　　　张　月(连云港市妇幼保健院)

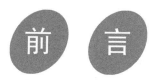

前　言

　　编写本教材的主要目的在于强化学生理论联系实际,提高分析和解决社区护理实际问题的综合能力和素养。本教材系统阐述了社区护理学的理论与实践,在内容上吸收社区护理学研究与实践的成果,反映了社区护理学的发展趋势。在每一章设计了"导入案例",提出相应问题,由此引出本章的学习内容,并根据本章所介绍的内容对"导入案例"进行评析;安排了与本章内容相关的"实训与指导",使学习者在完成相应内容的学习后,能够更深入思考、探索所学的社区护理基本理论与方法。

　　本教材主要以社区护理的基本理论与工作方法、家庭护理、社区重点人群保健、社区特殊人群保健为框架组织编写内容,共十二章。内容涵盖了绪论、社区护理程序、社区健康促进及健康教育、社区健康管理、家庭护理、社区儿童与青少年保健、社区妇女保健、社区老年人保健、社区突发性公共卫生事件的应对、社区慢性病护理、社区康复护理、社区临终关怀。本教材适用于普通高等学校、成人高校及高等职业技术学院等相关专业的社区护理学教学。

　　在本教材编写过程中,得到了杭州师范大学医学院与钱江学院护理分院、延边大学护理学院、云南省第一人民医院、襄阳职业技术学院、连云港市妇幼保健院等的大力支持和帮助,在此深表感谢。

李冬梅

2019 年 6 月 16 日

目　　录

第一章　绪论 …………………………（1）

【学习目标】 …………………………（1）

【导入案例】 …………………………（1）

【主要知识点】 ………………………（2）

一、社区 ………………………………（2）

二、社区健康 …………………………（3）

三、社区卫生服务 ……………………（3）

四、社区护理 …………………………（5）

【导入案例评析】 ……………………（8）

【能力和知识拓展】 …………………（9）

《社区护理管理的指导意见(试行)》

……………………………………（9）

【实训与指导】 ………………………（11）

一、实训目标 …………………………（11）

二、实训内容与形式 …………………（12）

三、实训要领 …………………………（12）

四、成果要求和评分 …………………（13）

附件：书面作业 ………………………（13）

第二章　社区护理程序 ……………（15）

【学习目标】 …………………………（15）

【导入案例】 …………………………（15）

【主要知识点】 ………………………（16）

一、社区护理评估 ……………………（16）

二、社区护理诊断 ……………………（17）

三、社区护理计划 ……………………（18）

四、社区护理实施 ……………………（20）

五、社区护理评价 ……………………（20）

【导入案例评析】 ……………………（21）

【能力和知识拓展】 …………………（24）

Omaha 社区护理诊断系统 ……（24）

【实训与指导】 ………………………（27）

一、实训目标 …………………………（27）

二、实训内容与形式 …………………（28）

三、实训要领 …………………………（28）

四、成果要求和评分 …………………（28）

附件：书面作业 ………………………（29）

第三章　社区健康促进与健康教育

………………………………………（31）

【学习目标】 …………………………（31）

【导入案例】 …………………………（31）

【主要知识点】 ………………………（32）

一、健康促进和健康教育 ……………（32）

二、社区健康促进 ……………………（33）

三、社区健康教育 ……………………（34）

【导入案例评析】 ……………………（35）

【能力和知识拓展】 …………………（37）

国外健康促进和健康教育的发展

………………………………………（37）

【实训与指导】 ………………………（39）

一、实训目标 …………………………（39）

二、实训内容与形式 …………………（39）

三、实训要领 …………………………（39）

四、成果要求和评分 …………………（39）

附件：书面作业 ………………………（39）

第四章　社区健康管理 ……………（41）

【学习目标】 …………………………（41）

【导入案例】 …………………………（41）

【主要知识点】…………………（42）
　　一、社区健康管理的概念及意义
　　　　…………………………（42）
　　二、居民健康档案管理 ………（44）
【导入案例评析】………………（47）
【能力和知识拓展】……………（48）
　　《国务院办公厅关于推进分级诊疗
　　制度建设的指导意见》（节选）…（48）
【实训与指导】…………………（52）
　　一、实训目标 …………………（52）
　　二、实训内容与形式 …………（52）
　　三、实训要领 …………………（53）
　　四、成果要求和评分 …………（53）
　　附件：书面作业 ………………（54）

第五章　家庭护理 ……………（55）
【学习目标】……………………（55）
【导入案例】……………………（55）
【主要知识点】…………………（56）
　　一、家庭 ………………………（56）
　　二、家庭护理 …………………（58）
　　三、家庭护理程序 ……………（59）
　　四、家庭访视 …………………（61）
【导入案例评析】………………（63）
【能力和知识拓展】……………（64）
　　国内居家护理现状分析及对策
　　………………………………（64）
【实训与指导】…………………（66）
　　一、实训目标 …………………（66）
　　二、实训内容与形式 …………（66）
　　三、实训要领 …………………（67）
　　四、成果要求和评分 …………（67）
　　附件：书面作业 ………………（68）

第六章　社区儿童与青少年保健
　　………………………………（69）
【学习目标】……………………（69）

【导入案例】……………………（69）
【主要知识点】…………………（70）
　　一、社区儿童及青少年保健的
　　　　概念 ………………………（70）
　　二、社区新生儿期保健 ………（70）
　　三、社区婴儿期保健 …………（72）
　　四、社区幼儿期保健 …………（73）
　　五、社区学龄前期保健 ………（74）
　　六、社区学龄期保健 …………（74）
　　七、社区青少年期保健 ………（75）
　　八、集居儿童保健 ……………（75）
【导入案例评析】………………（76）
【能力和知识拓展】……………（78）
　　《中国儿童发展纲要（2011—2020
　　年）》（节选）……………………（78）
　　《学校卫生工作条例》（节选）
　　………………………………（81）
　　《中小学生健康教育基本要求》
　　（概述）…………………………（81）
　　《关于加强中小学心理健康教育
　　的若干意见》（节选）…………（82）
【实训与指导】…………………（83）
　　一、实训目标 …………………（83）
　　二、实训内容与形式 …………（83）
　　三、实训要领 …………………（84）
　　四、成果要求和评分 …………（84）
　　附件：书面作业 ………………（85）

第七章　社区妇女保健 …………（86）
【学习目标】……………………（86）
【导入案例】……………………（86）
【主要知识点】…………………（87）
　　一、社区妇女保健的概念及意义
　　………………………………（87）
　　二、社区围婚期妇女保健 ……（87）
　　三、社区孕期妇女保健 ………（88）

四、社区产褥期妇女保健 …… （90）

五、社区绝经期妇女的保健 … （92）

【导入案例评析】 ……… （93）

【能力和知识拓展】 ……… （94）

《中华人民共和国人口与计划生
育法》（节选） ……… （94）

《生育保险办法》（节选） ……… （95）

《中华人民共和国母婴保健法》
（节选） ……… （96）

【实训与指导】 ……… （97）

一、实训目标 ……… （97）

二、实训内容与形式 ……… （97）

三、实训要领 ……… （98）

四、成果要求和评分 ……… （98）

附件：书面作业 ……… （98）

第八章　社区老年人保健 …… （100）

【学习目标】 ……… （100）

【导入案例】 ……… （100）

【主要知识点】 ……… （101）

一、老年人与人口老龄化 …… （101）

二、老年人社会保障体系 （102）

三、老年人生理、心理特点及日
常保健 ……… （103）

四、社区老年人健康管理 （106）

【导入案例评析】 ……… （108）

【能力和知识拓展】 ……… （108）

《中华人民共和国老年人权益
保障法》（节选） （108）

【实训与指导】 ……… （111）

一、实训目标 ……… （111）

二、实训内容与形式 ……… （111）

二、实训要领 ……… （112）

三、成果要求和评分 ……… （112）

附件：书面作业 ……… （113）

第九章　社区突发性公共卫生事
件的应对 ……… （114）

【学习目标】 ……… （114）

【导入案例】 ……… （114）

【主要知识点】 ……… （114）

一、突发性公共卫生事件的概
念及特征 ……… （114）

二、突发性公共卫生事件的分类
……… （115）

三、突发性公共卫生事件的分级
标准 ……… （116）

四、社区护士在突发性公共卫
生事件中的作用 ……… （116）

五、社区突发性公共卫生事件
的预防 ……… （116）

六、社区突发性公共卫生事件
的现场救助 ……… （117）

【导入案例评析】 ……… （118）

【能力和知识拓展】 ……… （119）

《突发公共卫生事件应急条例》
（节选） ……… （119）

【实训与指导】 ……… （121）

一、实训目标 ……… （121）

二、实训内容与形式 ……… （122）

三、实训要领 ……… （122）

四、成果要求和评分 ……… （123）

附件：书面作业 ……… （123）

第十章　社区慢性病管理 ……… （125）

【学习目标】 ……… （125）

【导入案例】 ……… （125）

【主要知识点】 ……… （126）

一、慢性病概述 ……… （126）

二、社区慢性病管理常用健康
指标 ……… （129）

三、社区慢性病管理流程 …… （131）

【导入案例评析】……………（133）

【能力和知识拓展】…………（134）

《中国防治慢性病中长期规划
（2017—2025年）》（节选）……（134）

【实训与指导】………………（136）

一、实训目标………………（136）

二、实训内容与形式………（136）

三、实训要领………………（138）

四、成果要求和评分………（138）

附件：书面作业………………（138）

第十一章 社区康复护理 ……（140）

【学习目标】…………………（140）

【导入案例】…………………（140）

【主要知识点】………………（141）

一、社区康复护理概述………（141）

二、社区康复护理的内容……（142）

【导入案例评析】……………（145）

【能力和知识拓展】…………（146）

世界卫生组织的《社区康复指南：
以社区为基础的康复》（节选）
………………………………（146）

《残疾人康复服务"十三五"实
施方案》……………………（148）

【实训与指导】………………（149）

一、实训目标………………（149）

二、实训内容与形式………（149）

三、实训要领………………（150）

四、成果要求和评分………（150）

附件：书面作业………………（151）

第十二章 社区临终关怀 ……（153）

【学习目标】…………………（153）

【导入案例】…………………（153）

【主要知识点】………………（154）

一、临终关怀的概念及种类 …（154）

二、临终关怀的原则…………（155）

三、临终关怀的意义…………（156）

四、临终关怀护理的伦理原则
………………………………（156）

五、临终关怀的发展历史……（156）

六、临终患者的生理特点及护理
………………………………（157）

七、临终患者的心理特点及护理
………………………………（158）

八、临终患者的家庭特点及护理
………………………………（159）

九、死亡教育…………………（159）

【导入案例评析】……………（160）

【能力和知识拓展】…………（161）

《上海市社区卫生服务中心临
终关怀科设置标准》…………（161）

【实训与指导】………………（166）

一、实训目标………………（166）

二、实训内容与形式………（166）

四、实训要领………………（167）

五、成果要求和评分………（167）

附件：书面作业………………（167）

参考文献 ………………………（169）

后 记 …………………………（171）

第一章　绪论

教学资源

【学习目标】

1.巩固　社区卫生服务、社区护理的概念，以及社区护理工作方式、社区护士角色等主要知识点。

2.培养　分析我国社区卫生服务、社区护理现状的基本能力。

3.拓展　能够发现我国社区卫生服务、社区护理中存在的问题，并提出改善意见。

【导入案例】

社区护理服务对社区慢性病管理的意义

上海市虹口区××社区卫生服务中心为60岁及以上、长期患有慢性病的社区居民提供3大类19项社区护理服务，包括社区健康指导服务（运动指导、老年保健、营养指导、电话健康咨询、心理护理咨询、免疫护理指导）、社区健康监测（慢性病建档率、慢性病管理率、健康小屋参与率、家庭访视率、健康体检率）和社区护理服务质量评估（用药安全、护理指导、家庭病床服务、就诊分类服务、康复指导、慢性病管理、上门送药护理、临终关怀），并进行了为时两年多的追踪随访。结果显示，社区护理的工作模式和护理质量对提升管理社区慢性病患者的康复和生活质量，具有实用意义。

1.开展社区护理工作模式具有可行性和实用性　经两年的社区护理服务，医院护理服务项目的下沉均得到社区老年人的认可，尤其是为建立从以医院护理为中心转向以社区、家庭护理为中心，从慢性病护理转向亚健康护理，建立健康人群护理档案的工作模式打下了良好基础，符合当代循证护理的四大要求，符合最佳证据、护理专业经验、患者需求和情景的原则，是开展社区护理工作的技术基础。

2.社区护理的质量认可度和满意度　开展社区护理工作是护士离开医院进行的独立护理服务，护士素质是完成社区护理工作的关键。在心理护理和临床关怀方面，护士的技能和认识不足及缺乏沟通技巧等因素，会导致临终关怀无法得到社区居民的认可。

3.社区护理对慢性病管理的价值　如何在社区开展慢性病管理，提升慢性病一、二级预防干预的效果，是提升社区慢性病管理质量的重要手段。社区护理的实施可明显提高慢性病管理率，提示社区护理确实能加强慢性病管理，提升慢性病治疗的质量，增加治疗依从性，减少复发率和住院率。同时，在家庭医生的指导下配合完成慢性病的管理也是提高社区护理工作质量的关键。

4.社区护理存在的问题　①护士专业技术的考核、督查机制尚未完善,相关专业培训未到位,目前主要的问题集中在以医院为中心的结构质量和过程质量管理。因此,如何更好地提升社区护理质量是今后社区护理研究的重要问题之一。②要加强护理多学科知识的学习,更新知识,及时跟上二、三级医院慢性病诊治及慢性病管理要求,更好地配合完成家庭医生的医嘱和随访,确保一、二级疾病预防的真实性。

本案例转变了社区护理服务模式,从以医院为中心到以社区、家庭护理为中心,从疾病护理到亚健康护理。针对健康人群开展护理,是医疗模式的转变,是社区人群的现实需求,这为改变医护人员思想观念,更好地创建健康社区、卫生社区、文明社区增加实践参考,并将其量化,使得社区卫生服务占据更加重要的位置。

(来源:周跃,张慧敏,袁泱.社区护理服务对社区慢性病管理的意义[J].社区医学杂志,2016,14(1):82-84)

请思考并回答以下问题:

1.结合上述案例简述开展社区卫生服务的意义。

2.针对患有慢性病的老年人,上述案例所提供的服务体现了社区护理的哪些特点?

3.上述案例体现了社区护士的哪些角色?

【主要知识点】

一、社区

(一)社区的概念

德国社会学家滕尼斯于 1887 年在其编写的《社区与社会》(*gemeinschaft and gesellschaft*)中首先提出了"社区"这一概念,即"任何基于协作关系的有机组织形式",强调为了共同的利益而参与群体的活动。随着工业化和城市化的进展以及由此而产生的种种社会问题,滕尼斯提出的"社区"这一概念逐渐引起了社会学家的关注。第一次世界大战之后,美国社会学家把德语的社区(gemeinschaft)译为英文的"community",并成为美国社会学的主要概念。20 世纪 30 年代,我国社会学家费孝通等首次将英文的 community 译为"社区",并逐渐成为中国社会学的通用语。

世界卫生组织(World Health Organization,WHO)将社区定义为:由共同地域、价值或利益体系所决定的社会群体。其成员之间相互认识,相互沟通及影响,在一定的社会结构及范围内产生和表现其社会规范、社会利益、价值观念及社会体系,并完成其功能。同时,世界卫生组织从健康管理角度对社区范围提出了比较确切的量化标准,即"一个有代表性的社区,面积为 5000～50000km^2,人口为 10 万～30 万"。我国社会学者则认为社区是指由居住在某一地方的人们组成的多种社会关系和社会群体,从事多种社会活动所构成的区域生活共同体。

互联网实现了跨时空的人际互动,通过互联网交流形成的具有共同价值观、共同归属感的群体称为"虚拟社区"(virtual community)。虚拟社区具有的基本要素包括：有一定的活动区域(各网站开设的 BBS、聊天室、网上论坛等)；有一定数量固定的人群(网民)；有共同的意识与文化；有满足居民各种需要的服务设施(如有专门从事技术维护的人员和机构)。

(二)社区的功能

1. 生产、消费、分配、协调和利用资源功能 如各种经济生产、消费物资、生产和分配物资等，以此满足社区居民需要。

2. 社会化功能 如知识教育、技艺传授和文化传承等。

3. 社会控制功能 如各种社区社会组织的成立和运作、社会秩序维护和相互扶助守望相助等。

4. 社会参与功能 如各种节日的庆祝活动、社团活动、重大公共事务参与及志愿服务等。

5. 相互支援功能 如社区具备的各种聚会、情感支持和社会福利服务。

二、社区健康

社区健康是以社区为范围，以需求为导向，维护和促进个体、家庭、群体及整个社区的健康。影响社区健康的因素包括社区自然环境和社区社会环境。社区自然环境包括空气质量、排污设施、有害化学因素、物理因素等，社区社会环境包括社区人口、社区行为、社区卫生服务体系等。

1. 社区人口 社区人口因素包括人口数量、人口结构、教育水平、职业构成等，通过影响社区居民的生活水平、质量，从而影响社区居民的健康状况。

2. 社区行为 社区居民的生活方式、行为影响居民健康。

3. 社区卫生服务体系 是指社区居民医疗卫生服务的主要资源，这些资源与社区健康密切相关，包括社区卫生服务机构的设置、管理、服务模式及医护人员的观念和能力等。

三、社区卫生服务

(一)概念

1. 初级卫生保健 初级卫生保健是世界卫生组织于 1978 年 9 月在阿拉木图召开的国际初级卫生保健大会上提出的概念。《阿拉木图宣言》指出，初级卫生保健是指"依靠切实可行、学术上可靠又受社会欢迎的方法和技术，通过社区个人和家庭的积极参与普遍能享受的，本着自力更生及自决精神，在发展的各个时期群众及国家能够负担得起的一种基本的卫生保健"。初级卫生保健的基本任务包括健康促进、预防保健、合理治疗、社区康复。

2. 社区卫生服务 社区卫生服务是指在一定社区内，以健康为中心，以预防为出发点，由卫生及有关部门向居民提供的预防、医疗、康复和健康促进为内容的卫生保健活动的总称。社区卫生服务是一个保健系统,包括卫生保健的供应者(如卫生有关部门)和卫生服务的接受者(即社区人群),两者相互联系,相互影响。

社区卫生服务是适应医学模式转变而产生的,是整体医学观在医学实践中的具体体现。社区卫生服务的主要内容是初级卫生保障,是整个卫生系统中最先与人群接触的部分,是卫生体系的基础与核心。

(二)社区卫生服务的功能

(1)具有公益性质,不以营利为目的。

(2)提供公共卫生服务和基本医疗服务。

(3)以社区、家庭和居民为服务对象。

(4)以妇女、儿童、老年人、慢性病患者、残疾人、贫困居民等为服务重点。

(5)以主动服务、上门服务为主,建立居民健康档案。

(6)开展健康教育、预防、保健、康复、计划生育技术服务和一般常见病、多发病的诊疗服务。

(三)社区卫生服务的内容

以社区居民卫生服务需求为导向、以人的健康为目的、以社区为范围,合理使用社区资源和适宜技术,为居民提供有效、经济、方便、综合、连续的,集医疗、预防、保健、康复、健康教育、计划生育技术指导为一体(简称"六位一体")的服务。

(四)社区卫生服务机构

社区卫生服务机构属非营利性医疗机构,是为社区居民提供医疗、预防、保健、康复、健康教育和计划生育技术指导等服务的综合性基层卫生服务机构。以社区卫生服务中心为主体,一般以街道办事处所辖范围设置,服务人口 3 万~5 万。对社区卫生服务中心难以覆盖的区域,以社区卫生服务站作为补充。

社区卫生服务中心应根据社区卫生服务功能、居民需求、社区资源等设置适宜种类与数量的床位,应具备开展医疗、预防、保健、康复、健康教育和计划生育技术指导等工作的基本设备以及必要的通信、信息、交通设备。

社区卫生服务中心应设有开展全科诊疗、护理、康复、健康教育、免疫接种、妇幼保健和信息资料管理等工作的专门场所。根据服务范围和人口分布,中心至少设观察床 5 张;根据医疗机构设置规划,可设一定数量的以护理康复为主要功能的病床,但不得超过 50 张。从事社区卫生服务的人员至少有 6 名执业范围为全科医学专业的临床类别、中医类别执业医师,9 名注册护士。每名执业医师至少配备 1 名注册护士。

(五)社区卫生服务的意义

1. 实现人人享有卫生保健服务　通过社区卫生服务可体现社会公平、经济实惠、人民需求、自助互助、因地制宜、优质低耗,实现社会大卫生精神。

2. 预防疾病,促进健康　社区卫生服务不仅治疗个体疾病,而且还创立最佳的生活和工作环境,建立良好的生活方式,是预防疾病、促进健康的最有效的手段。

3. 节约医疗费用,优化卫生资源配置 社区卫生服务以预防保健为主,通过保护环境、定期体检、预防接种、行为干预、健康咨询等服务方式,减少发病率、致残率、住院率,从而取得少投入、高产出的经济效益。社区卫生服务的对象是社区人群,发展社区卫生服务是促进卫生资源合理布局和配置的有效手段。

4. 应对老龄化问题 人口老龄化使卫生服务需求量增多、疾病经济负担加重、多种慢性病并存,通过有效的社区卫生服务可以增加老年卫生服务供给、减轻老年疾病负担,从而提高社会的老龄化应对能力和老年群体健康水平。

5. 实现医学模式转变 社区卫生服务是以人的健康为中心,开展全方位、连续性、综合性预防保健工作,促使医疗卫生事业从医疗型转向医疗预防保健型,实现医学模式的转变。

四、社区护理

(一)社区护理的概念

美国护士协会将社区护理(community health nursing)定义为"将公共卫生学及护理学理论相结合,用以促进和维护社区人群健康的一门综合性学科"。

根据我国社区卫生服务发展的特点,社区护理的定义为:"综合应用护理学和公共卫生学的理论与技术,以社区为基础、以人群为对象、以服务为中心,将医疗、预防、保健、康复、健康教育、计划生育等融于护理学中,并以促进和维护人群健康为最终目的,提供连续性的、动态性的、综合性的护理服务"。

社区护理包括以社区为导向的护理服务和以社区为基础的护理服务。以社区为导向的护理服务是以公共卫生护理为主,社区护士通过评估社区中的个体、家庭、群体等健康状况,以此为依据提供健康照护;以社区为基础的护理服务是以基本医疗护理服务为主,提供针对个体、家庭的临床护理,实施社区急、慢性健康问题的管理和以家庭为中心的疾病照护。

(二)社区护理的特点

1. 以促进和维护健康为中心 社区护理的主要目标是提供社区人群的健康水平,通过一级预防途径,如预防接种、传染病管理、健康教育等达到促进健康、维护健康的目的。

2. 强调社区的群体健康 社区护理以个体、家庭为基本服务单位,为社区全体人群提供健康护理服务。

3. 具有高度的自主性和独立性 社区护士往往深入家庭提供护理服务,需要具备较强的独立工作能力和高度的自主性。

4. 需要与多方人员合作 社区护士不仅与医疗保健人员以及社区的福利、政府机关等机构人员合作,同时也要与家政学习班、社区事业促进委员会、老年协会等社区组织力量合作,鼓励动员服务对象参与。

5. 采用综合性的护理方法　社区护理服务具有全面性、普遍性和均衡性的特点,除了预防疾病、促进健康、维护健康等服务之外,还要从全面的观点出发,从卫生管理、社会支持、家庭和个人保护与咨询等多方面为社区个体、家庭和人群提供综合性服务。为社区群体、家人或个体提供连续性的护理、卫生管理服务,以及有关预防、保健知识的普及性教育,以促进健康、维护健康。

6. 提供全方位服务　社区护理服务范畴为"六位一体",且要体现生理、心理与社会的整体性,需提供可及性、连续性、综合性、独立性的全方位服务。

(三)社区护理工作方法

社区护理方法是指社区护士对社区的个体、家庭及群体提供护理服务时使用的方法。根据工作是否特殊可分为综合性社区护理方法和专科性社区护理方法。根据服务提供的手段可分为护理程序、家庭访视、健康教育、社区流行病学调查、健康普查以及社区组织活动等。

1. 护理程序　以社区的个体、家庭、群体为护理服务对象,运用护理程序而进行的一系列有目的、有计划的工作方法。

2. 家庭访视　访视存在或潜在健康问题的个体及家庭,为其提供社区护理服务。

3. 健康教育　针对具有不同健康问题或需求的个体、家庭、群体和社区,提供健康相关教育,使其健康相关知识、态度、行为朝着健康方向转变。

4. 健康普查　简称体检,是针对特定的人群,如儿童、成人、妇女、老人等在规定的日期进行的集体健康检查。

(四)社区护理的工作内容

1. 提供社区健康护理　包括疾病护理、处理和预防紧急意外事件、传染病的消毒和隔离等。

2. 提供个人及其家庭护理　通过家庭访视和居家护理等方式评估个体及家庭现存或潜在的健康问题,并提供相应护理措施和健康指导。

3. 提供社区保健服务　为社区妇女、儿童、老年人和慢性病患者等群体提供预防、健康管理等服务。

4. 开展社区健康教育　围绕健康管理、预防保健、疾病预防等内容为社区居民提供相应的健康教育,以此增强居民预防疾病,维持和促进健康的意识,纠正不良生活行为习惯,从而提高社区整体的健康水平。

5. 开展计划免疫与预防接种　参与社区儿童的计划免疫任务,进行免疫接种的实施和管理。

6. 进行定期健康普查　与全科医生等合作进行定期健康普查的组织、管理,并建立居民健康档案。

7. 实施社区慢性病等患者的管理　为社区高血压、糖尿病等慢性病患者、传染病患者及精神障碍者提供相应的健康管理服务。

8. 提供社区急危重症患者的转诊服务 在社区无法进行妥善抢救和管理的急危重症患者,应安全转诊到相应医疗机构,使其得到及时、必要的救治。

9. 提供社区临终护理服务 是对无治愈希望病患的积极与整体性的照顾,其目的在于确保病患及其家属最佳的生活品质。

10. 参与社区卫生监督管理工作

(五)社区护士的角色

1. 护理服务者 是社区护士的基本角色。社区护士为社区内常见病、多发病群体进行评估及家庭护理指导;主动积极参与社区传染病和慢性病的管理、预防及控制;对临终患者及家属进行临终关怀;遇到意外伤害时,及时实施紧急救护。

2. 初级卫生保健者 社区护士的首要任务是帮助人群远离有害因素,预防疾病,维持及提高人群的健康水平,如儿童青少年常见疾病预防、指导计划免疫和预防接种,主动积极参与社区传染病和慢性病的管理、预防及控制等。

3. 社区卫生代言人 向上一级部门反映与社区有关的卫生保健需求及对健康促进政策制定的建议和意见;在社区服务对象没有能力分辨或不能充分表达自己意图时,社区护士为其辩护。

4. 健康教育者和咨询者 健康教育是社区护士的一个重要角色。社区护士能够评估、分析社区人口资源状况,确定社区居民的健康问题和需求,制订、实施健康教育计划;针对不同服务对象,采取恰当的方式和方法开展健康教育,并对其效果进行评价。

5. 组织者与管理者 负责人员、物资和各种活动的安排,或组织社区不同人群参加健康教育活动。

6. 协调者与合作者 与全科医生、康复师、营养师及行政管理部门、民警、环保、社区等工作人员合作,以有效解决社区健康问题。

7. 观察者与研究者 社区护士应具备敏锐的观察能力,以及时发现社区健康问题,如儿童生长发育问题、社会环境危险因素等,能够及时发现疾病的早期症状、治疗效果、用药反应等。与其他人员合作或独立开展社区护理相关研究,了解社区健康问题、健康行为及致病因素等。

8. 个案管理者 社区护士需针对慢性病患者等进行个案管理。在充分评估的基础上,利用社区资源,协调各类服务,为居民提供整体、连续性的服务。

(六)社区护士的基本条件

根据2002年1月卫生部颁布的《社区护理管理的指导意见(试行)》,社区护士应具备的基本条件包括:

(1)具有国家护士执业资格并经注册。

(2)通过地(市)以上卫生行政部门规定的社区护士岗位培训。

(3)独立从事家庭访视护理工作的社区护士,应具有在医疗机构从事临床护理工作5年以上的工作经历。

【导入案例评析】

1. 结合上述案例简述开展社区卫生服务的意义。

(1)应对老龄化问题：人口老龄化给社会带来严峻的挑战，老年人的疾病特点及经济、生活状况使其生活照料以及护理问题也日渐突出，老年人成为社区卫生服务的主要受益者。案例中的××社区卫生服务中心通过对老年人进行饮食干预、运动干预、心理干预与定期复诊，使其生活方式明显改善，且在生理、心理、社会环境与生活信念等方面情况明显好转。由此可见对社区老年人采取有效的社区护理干预措施，能够促使老年人树立正确的生活方式观念，从而自觉建立良好的生活方式，提高生活质量。

(2)预防疾病，促进健康：脑血管疾病、恶性肿瘤、心脏病是社区居民患病率较高的疾病，而此类疾病大都是由不良生活方式所致，但社区居民对于疾病如何进行预防与管理的知晓率较低。案例中的××社区卫生服务中心通过定期深入社区举办健康知识讲座、板报宣传、发放手册等方式宣传老年人常见病及多发病的防治知识，提高老年人的防病能力和保健意识，及时纠正不良生活习惯及行为方式，促使其能够养成健康生活方式。为社区老年人建立健康档案，以便有针对性地提供健康教育及家庭访视。成立老年人健康生活方式管理委员会，并定期组织安排老年人群互相交流改变生活方式的经验，增加改变不良生活方式的信心，提高防病意识，做到未病先防，已病防变。

(3)节约医疗费用，优化卫生资源配置：本案例对社区 65 岁以上老年人进行了为期 1 年的社区健康护理干预，结果显示干预促使老年人树立正确的生活方式观念，自觉建立良好的生活方式，从而降低了患病率、住院率，提高了生活质量，取得了少投入、高产出的经济效益。同时，在为老年人提供服务时整合、协调和利用社区内外资源，合理配置和布局卫生资源。

(4)实现医学模式的转变：上述案例中的××社区卫生服务中心转变了传统医疗服务模式，从以医院为中心到以社区与家庭为中心、以人的健康为中心，开展全方位、连续性、综合性预防保健工作，促使医疗卫生事业从医疗型转向医疗预防保健型，实现医学模式的转变。

2. 针对患有慢性病的老年人，上述案例所提供的服务体现了社区护理的哪些特点？

随着居民生活水平的提高及生活方式的转变，主要疾病已由原来的传染性疾病、急性病为主转变为以慢性非传染性疾病(又称慢性病)为主，严重威胁人群健康和生命。老年人是慢性病的高危人群，具有患病率高、伤残率高、医疗利用率高的特点。慢性病易导致各种并发症和功能障碍，严重损害老年人的健康与生活质量，给家庭、社会带来沉重负担。提供具有针对性的社区护理服务，能够在一定程度上控制症状、改善功能、减缓或限制病情的发展。

社区护理是以社区为基础，以人群为对象，将医疗、预防、保健、康复、健康教育等应用于护理学中，以促进和维护人群健康为目的所提供的综合性护理服务。社区护理具有以促进和维护健康为目的、高度自主性和独立性、多方合作、采用综合性护理方法以及提供全方位服务的特点。在本案例中为患有慢性病的老年人进行社区健康监测,以此为依据提供健康与护理指导、各类咨询,建立健康档案,成立健康小屋,开展健康体检等,提供了以社区为导向的护理服务;同时,还为老年人提供了家庭病床、慢性病管理、上门送药护理、用药安全教育、临终关怀等以基本医疗为主的护理服务,体现了以促进和维护健康、采用综合性护理方法以及提供全方位服务的特点。而社区健康指导类、社区健康监测类、社区护理服务质量评估等服务的提供需要卫生服务人员的多方合作,提供的服务范围广泛,深入社区与家庭时需要单独解决所遇到的健康问题,是离开医院进行的独立的护理服务,体现了社区护理服务的自主性与独立性的特点。

3.上述案例体现了社区护士的哪些角色?

上述案例为社区老年人提供了用药安全教育、护理指导、家庭病床服务、就诊分类服务、康复指导、慢性病管理、上门送药护理、临终关怀服务等,体现了社区护士所承担的护理服务者、初级卫生保健者的角色。

社区护理人员每月定期深入社区为老年人举办健康知识讲座,并进行运动指导、老年保健指导、营养指导、电话健康咨询、心理护理咨询等健康指导类服务,体现了社区护士所承担的健康教育者和咨询者的角色。

为社区老年人建立健康档案,成立老年人健康生活方式管理委员会,并定期组织安排老年人互相交流改变生活方式的经验,增加改变不良生活方式的信心。在开展宣教活动过程中加强医院与社区、专科医师与患者之间的互动,体现了社区护士组织者与管理者、协调者与合作者的角色。

【能力和知识拓展】

《社区护理管理的指导意见(试行)》

为推动社区护理工作的发展,逐步加强社区护理工作的规范化管理,制定本指导意见。

一、社区护理工作任务

社区护理工作应以维护人的健康为中心,家庭为单位,社区为范围,社区护理需求为导向,以妇女、儿童、老年病人、慢性病人、残疾人为重点,在开展社区"预防、保健、健康教育、计划生育和常见病、多发病、诊断明确的慢性病的治疗和康复"工作中,提供相关的护理服务。

二、社区护士

社区护士是指在社区卫生服务机构及其他有关医疗机构从事社区护理工作的护理专业技术人员。

三、社区护理的管理及人员配备

社区卫生服务中心应根据规模、服务范围和工作量设总护士长或护士长（超过 3 个护理单元的设总护士长），负责中心内部及社区的护理管理工作。护士数量根据开展业务的工作量合理配备。

社区卫生服务站应设护士长（或组长）负责护理管理工作。护士数量根据开展业务的工作量合理配备。由医疗机构派出设置的社区卫生服务站，护理工作受所属医疗机构护理部门管理、监督和考核。

承担社区卫生服务的其他医疗机构，应根据社区护理工作的需要，配备护理人员并设置护理管理人员。

四、社区护士的基本条件

1.具有国家护士执业资格并经注册。

2.通过地（市）以上卫生行政部门规定的社区护士岗位培训。

3.独立从事家庭访视护理工作的护士，应具有在医疗机构从事临床护理工作 5 年以上的工作经历。

五、社区护士职责

1.参与社区诊断工作，负责辖区内人群护理信息的收集、整理及统计分析。了解社区人群健康状况及分布情况，注意发现社区人群的健康问题和影响因素，参与对影响人群健康不良因素的监测工作。

2.参与对社区人群的健康教育与咨询、行为干预和筛查、建立健康档案、高危人群监测和规范管理工作。

3.参与社区传染病预防与控制工作，参与预防传染病的知识培训，提供一般消毒、隔离技术等护理技术指导与咨询。

4.参与完成社区儿童计划免疫任务。

5.参与社区康复、精神卫生、慢性病防治与管理、营养指导工作。重点对老年病人、慢性病人、残疾人、婴幼儿、围产期妇女提供康复及护理服务。

6.承担诊断明确的居家病人的访视、护理工作，提供基础或专科护理服务，配合医生进行病情观察与治疗，为病人与家属提供健康教育、护理指导与咨询服务。

7.承担就诊病人的护理工作。

8.为临终患者提供临终关怀护理服务。

9.参与计划生育技术服务的宣传教育与咨询。

六、社区护理管理的基本要求

1.工作时间和人力安排应以人为本，充分考虑服务对象的需要。

2.护理实践中运用护理程序,根据对服务对象的评估情况,制订并实施护理计划,提供整体护理。

3.为保障社区医疗护理安全,有效防止差错、事故和医源性感染的发生,针对社区护士工作独立性强、工作环境复杂的特点,必须严格执行消毒隔离制度、值班和交接班制度、医嘱制度、查对制度、差错与事故防范和登记报告制度、药品管理制度、抢救制度、传染病管理和报告制度、治疗室管理制度等。

4.应建立社区护士规范化服务的管理制度,如家庭访视护理、慢性病病人护理管理、康复护理等制度,实施社区护理技术服务项目并逐步规范(参见附录,此处略)。在社区卫生服务中心(站)的健康教育、病人双向转诊、入户服务意外防范、巡诊等制度中,应充分考虑护理工作,完善相关内容。

5.实施社区护士继续教育制度,根据社区护理工作的需要和护理学科发展,加强在职培训工作,不断提高社区护士的业务水平。

6.社区护士应佩戴胸卡,工作态度热情诚恳、耐心细致、仪表端庄。有条件的地区,家庭访视护理的护士可统一着装。

7.社区卫生服务中心(站)的治疗室(输液室)独立设置,布局合理;工作环境整洁、安静、安全、有序。

8.护理基本设备齐全。入户服务护理用品、交通工具及通信联络条件基本保证。

七、社区护理工作的考核与监督

建立社区护理工作的考核与监督制度,内容可包括:

1.居民对护理服务满意率。

2.居民对护理服务投诉率。

3.社区护理差错、事故发生率。

4.社区护理服务覆盖率。

5.空巢老年慢性病人访视、护理率。

6.家庭护理病历建档率,护理计划(含评估、诊断/问题、措施、效果评价)与病人实际符合率。

7.社区护士培训率。

【实训与指导】

一、实训目标

1.考查学生对社区卫生服务、社区健康、社区护理的概念,以及社区卫生服务的内容、社区健康的影响因素等基本知识的理解和掌握程度。

2.训练理论联系实际的能力,通过查找相关文献、实地调查能够解释我国社区卫生服务、社区护理现状及其存在的问题,以及与国外存在的差距,并能够提出相应的改善方案。

二、实训内容与形式

案情　社区护理干预对老年痴呆患者及照料者生活质量的影响

老年痴呆(阿尔茨海默病,Alzheimer disease,AD)是发生在老年期及老年前期的一种原发性退行性脑病,以进行性记忆减退、认知障碍和人格改变为主要特征,严重影响生活质量,至今尚无很好的治愈方法。目前,我国大部分老年痴呆患者是由家庭照顾者照料,但大多数照顾者对该病的相关知识和护理技术缺乏了解,导致病情逐渐恶化,严重影响患者的生存质量,并给家庭和社会带来了沉重负担。为提高社区老年痴呆患者生活质量,我们对社区中 30 例老年痴呆患者实施社区护理干预。

干预方法除给予常规指导和健康宣教外,同时给予积极的干预护理措施,包括饮食、行为、心理、康复等方面。每周家访 1 次,现场进行康复指导,为期 2 年。主要干预内容如下:①饮食调配:戒烟酒,饮食定时定量,可少量多餐,宜清淡、多样化,多吃新鲜水果、蔬菜;进食牛奶、肉类、豆类、蛋白等富含卵磷脂的食品。进食时宜慢,助于消化,防止呛咳。②生活起居:睡眠充足,预防感冒。对日常生活能力下降者进行训练,方法包括起坐、行走、站立、进食、穿衣等训练;循序渐进,动作轻柔。鼓励参加力所能及的家庭和社会活动,增加文体活动,既享受生活的乐趣,又锻炼了记忆和思维能力,提高认知能力和社会功能,延缓病情进展。加强安全防护,防烫伤,防跌倒,防误服,防自杀和误伤。③心理干预:理解患者,尊重患者,照料者及家属成员需耐心倾听患者内心诉求,最大限度地满足其意愿,不斥责和讥笑,消除患者烦躁心理,让其保持心情舒畅;及时发现患者存在的心理问题,采用必要的药物干预和心理护理。④每周家访:耐心听取照料者及家属的意见,做必要的心理疏导,提出合理建议,同时与患者多交流,取得信任,了解其感受。通过 2 年的社区护理干预,老年痴呆患者智能状态和日常生活能力有明显提高;照料者生活质量较干预前有明显改善。

(肖闻宇,郑舒华,何小珍.社区护理干预对老年痴呆患者及照料者生活质量影响的研究[J].中华全科医学,2016,14(1):150-152.)

请思考并回答以下问题:

1.该案例体现了社区护理的哪些特点?

2.采用了哪些社区护理工作方式?

3.与疾病护理相比,该案例中的社区护理干预体现了哪些优势?你认为还需要采取哪些改善措施?

三、实训要领

1.了解社区卫生服务、社区护理的现状和特点。

2.解释我国开展社区卫生服务、社区护理的必要性。

3.查找文献资料,并进行实地调查,根据社区护理知识以及有关政策文件,分析我国社区护理现状和特点,以及未来发展趋势。

四、成果要求和评分

1.分组或独立完成 如果以分组形式完成,应当对案例分析过程实行任务分解,即分别以 1 名同学为主分段承担资料查找、案例分析和总结归纳、撰写书面报告等工作。应当在充分发挥所有成员同学主动性、积极性的基础上实现同学间的互助、交流和协作。

2.提交书面报告 要求:①列出作为案例分析依据的政策法规、社区护理管理制度;②分析部分的字数在 1000 字左右,要求观点明确、说理清楚,既要讲清楚作为理由和依据的基本知识和政策规定,更要针对案情事实进行分析并得出明确的结论。

3.评分 分组完成的案例分析报告由组长根据小组成员在参与资料查找、小组讨论、案例分析、报告撰写等过程中的贡献度进行初步评分,最后由老师根据评分规则打分。独立完成的案例分析报告由老师根据评分规则打分。

附件:书面作业

案例分析报告

1.案情

_____

_____

_____

_____

2.有关社区护理的相关政策规定

_____

_____

_____

_____

3.分析

(1)该案例体现了社区护理的哪些特点?

_____

_____

_____

　　(2)采用了哪些社区护理工作方式？

　　(3)与疾病护理相比,该案例中的社区护理干预体现了哪些优势？你认为还需要采取哪些改善措施？

第二章　社区护理程序

教学资源

【学习目标】

1. 巩固　社区护理程序相关概念、主要步骤等主要知识点。

2. 培养　运用社区护理程序分析我国社区护理工作的基本能力。

3. 拓展　灵活运用社区护理程序评估社区的能力。

【导入案例】

案例 1　小李是某社区卫生服务站的护士,最近接管了位于北京市海淀区某社区居民的健康管理工作。小李从辖区居委会了解了社区的基本情况,社区面积 44.33 万平方米,有常住人口 9524 人,流动人口 818 人,60 岁以上人口 1898 人。从社区卫生服务站的居民健康档案慢性病管理资料中得知,社区居民主要疾病为慢性病,高血压占首位,患病率为 22%;糖尿病次之,患病率为 7%。从社区居民随机抽样的问卷中得知,该社区居民的健康危险因素主要包括:①饮食结构不合理,如高盐高脂饮食;②在职人员缺乏锻炼,且工作压力较大;③不良嗜好,如吸烟、饮酒等。从深入社区走访观察得知,该社区居民楼属于老式建筑,楼梯狭窄,没有电梯,没有无障碍通道,影响老年人外出活动;一层住户有一块空地,堆放杂物较多,影响社区整体环境;每两层楼之间有分类垃圾桶;地面整洁;社区有绿地和小花园,环境安静,但草坪里及路上多见小狗粪便;社区周围公交服务设施齐全,有邮局、银行、商店、餐馆等;附近有公交车站,交通便利。

案例 2　中国卫生健康委员会、世界卫生组织与联合国儿童基金会计划项目"城市流动人口妇幼保健服务项目"旨在探索城市流动人口妇幼保健服务管理模式,提高流动孕产妇和儿童获得妇幼保健服务的可及性、可获得性、可持续性和服务利用的公平性。杭州某社区面积 18 万平方米,有常住人口 8640 人,流动人口 10200 人,其中流动人口中孕产妇占 20%,儿童占 35%。孕妇家庭月收入较低,女性流动人口多在家照顾孩子,无职业且文化水平不高,对孕期检测知识了解甚少,多数认为没有必要或称不知道。家长对儿童计划免疫的意识较强,但是多数表示并不知道如何进行计划免疫和儿童的健康体检。该街道的社区卫生服务中心计划运用社区护理程序开展流动人口妇幼保健服务试点工作。

(案例来源:何国平,赵秋利.社区护理理论与实践[M].北京:人民卫生出版社,2012:39.)

请思考并回答以下问题:

1. 案例 1 中针对社区评估了哪些内容?

2.作为一名社区护士,案例 1 中小李应该如何对该社区进行进一步的评估?

3.请运用社区护理程序对案例 2 中的流动人口妇幼保健服务试点工作程序进行分析。

【主要知识点】

社区护理程序(community nursing process)是以社区为服务对象,为增进和恢复社区健康运用护理程序而进行的一系列有目的、有计划的工作方法,包括社区护理评估、社区护理诊断、社区护理计划、社区护理干预、社区护理评价五个步骤。它的理论基础是系统论、人的基本需要层次论、信息交流论和解决问题论,其五个步骤不是独立的,而是连续循环、动态的过程,具有决策和反馈的功能,是一种科学的确认问题和解决问题的工作方法。

社区护理程序有助于社区护士有效掌握社区健康问题,有系统、有组织地收集资料并加以整理与分析,确定社区现存的、潜在的健康问题,确立优先顺序,以此为依据制订计划,确定评价的过程。

一、社区护理评估

社区护理评估(community nursing assessment)作为社区护理的第一步,是指有系统、有组织地收集社区健康相关资料,并对资料进行整理和分析的过程,目的是明确社区的健康问题及其影响因素。社区护理评估是确立社区护理诊断和实施有效社区护理措施的依据,也是评价社区护理效果的参考。

(一)社区护理评估内容

1.社区地理环境 社区护士应通过社区评估收集社区地理环境对社区居民生活方式和健康行为的影响,社区居民对其影响所产生的反应和应对措施等资料。主要评估内容包括:①社区的地理位置;②自然环境;③气候;④动植物分布情况;⑤居住情况;⑥其他。

2.社区的人群特征 社区护理的服务对象是人,其人口群体特性被看作是社区评估中的一个重要部分。主要评估内容包括:①社区人口结构;②社区人口健康状况;③健康相关行为;④社区发展史。

3.社区的社会环境 社区的社会环境影响着居民的生活方式和日常行为,进而影响社区居民的健康。主要评估内容包括:①社区经济状况;②卫生保健状况;③交通与安全状况;④通信状况;⑤社会服务及福利机构;⑥娱乐及健身设施;⑦教育情况;⑧政治体系;⑨宗教信仰。

(二)社区护理评估方法

在社区护理评估时所收集的资料包括主观资料和客观资料。主观资料是通过访谈直接从社区居民处获得的资料,客观资料是从家属、邻居、社区居民、社区领导者、文献等处获得的资料。社区护士应根据不同的目的、不同的调查对象选择不同的评估方法。

1. 重点人物访谈法 采用重点人物访谈法可以寻访居住或工作在社区,深入了解社区的人(如社区中正式或非正式领导人)进行面对面、有目的的交谈。重点人物访谈法可在短时间内获得大量的信息,应答率高,适用范围广,资料较深入、完整,有时还可获得非常有价值的资料。

2. 问卷调查法 问卷调查是在某一特定时间内、对某一特定人群进行的调查,可采用普查或抽样调查方法。抽样调查是社区调查常用的方法之一。

3. 查阅文献 通过查阅全国或地方的调查数据、其他机构的卫生统计报告判断社区的整体状况。另外,还可通过了解社区的组织机构及数量、居委会负责人、社区人口特征、人员流动等情况收集社区健康相关资料。

4. 参与式观察 社区护士以社区成员的身份直接参与社区健康相关会议、社会活动、宗教活动和其他特殊活动。

5. 社区讨论 是了解社区居民健康观念和态度的一种质性研究方法。

6. 实地考察 实地考察又称挡风玻璃式调查(windshield survey)或周游社区调查法,是指护理人员利用自己敏锐的感官主动收集社区资料,了解社区居民生活形态、社区物理环境、住宅形态及结构、社区居民聚集场所、各种服务机构的种类及位置、垃圾处理等情况。

(三)社区护理评估资料的整理与分析

社区护士应以收集的资料为依据寻找社区及人群现存的或潜在的健康问题,并综合考虑社区的实力、与健康有关的问题、解决社区问题的意见或建议、社区护理活动的合作伙伴等。

1. 资料分类 社区护士将收集的资料进行不同的分类。

2. 资料概括 以分类的资料为依据概括并描述社区整体特征、历史背景及地理特征。可采用表格法、图形法、地图绘制法等。

3. 资料的确认和比较 为了防止资料之间的不一致、资料遗漏等情况发生,应对收集的资料进行再次确认,与其他社区资料、全国资料或之前的统计数据进行比较。同时,听取居民及同事意见等也会有所帮助。

4. 得出结论 通过对资料的分析、概括,可发现所收集到资料的意义、社区健康需求,从而得出相关结论。

二、社区护理诊断

社区护理诊断(community nursing diagnosis)是指根据社区评估资料的分析结果,推断出社区现存的或潜在的健康问题及引起健康相关问题原因的过程。社区护理诊断是社区护理程序的第二步,也是最重要的一步,是社区护士选择社区护理干预措施的依据。社区护理诊断的重点是社区整体健康,因此与临床上使用的护理诊断有所不同。

(一)社区护理诊断的原则

(1)护理诊断能反映社区及人群目前的健康状况。

(2)护理诊断应综合考虑与社区健康相关的各种因素。

(3)护理诊断必须符合逻辑且表述明确。

(4)护理诊断必须以评估资料为依据。

(二)社区护理诊断的内容

1. 社区护理诊断的陈述方式 社区护理诊断的陈述包括 3 个要素：①健康问题（problem，P），指社区现存的或潜在的健康问题；②原因（etiology，E），指与健康问题相关的因素，包括生理、心理和社会因素；③症状或体征（symptoms or signs，S），指与社区健康问题有关的症状或体征。

社区护理诊断一般有两种陈述方法，即两部分陈述法和三部分陈述法。

(1)两部分陈述法（PE，SE）：一般用于现存的、高危险的和潜在的护理诊断。问题（P）或症状（S）为诊断的第一部分，原因（E）为诊断的第二部分，两个部分之间常用"与……有关"进行联结。

(2)三部分陈述法（PES）：多用于现存的护理诊断。问题（P）是陈述的第一部分，原因（E）为陈述的第二部分，诊断依据，即症状或体征（S）为陈述的第三部分。

例如 P：社区应对能力失调：社区居民高血压患病率高达 19%（全国平均水平为 7%）。

E：社区领导对经济发展的重视程度高于对社区居民健康的投入。

S：社区卫生服务人员相关知识缺乏，人员数量少，难以完成社区卫生服务工作。社区无健康教育场地。

2. 社区护理诊断形成的优先顺序 当社区面临多个健康问题时，社区护士需进行综合考虑，判断哪个问题最重要、最需要优先予以处理，依次对社区诊断进行排序。社区护理诊断优先顺序的排列通常采用 Mueck 法或 Stanhope & Lancaster 法。

(1)Mueck 法，共 8 项，包括：①社区居民对问题的了解程度；②社区居民解决问题的动机；③问题的严重程度；④可利用的社区资源；⑤预防效果；⑥社区护士解决问题的能力；⑦健康政策与目标；⑧解决问题的迅速性与持续的效果。

每项给予 0~2 分。0 表示不太重要，不需优先处理；1 表示有些重要，可以处理；2 表示非常重要，必须有效处理。所得综合分数越高，越是急需解决的问题。同时，护理诊断优先顺序的排列还应考虑到服务对象的意见和要求，并与其他社区卫生服务人员达成协议。

(2)Stanhope & Lancaster 法：对于每一个项目（共 7 项）给予 1~10 分，评定各自的比重，得分越高，表示越是急需解决的问题。

三、社区护理计划

社区护理计划（community nursing planning）是社区护士在评估及诊断的基础上，对社区健康问题、社区护理目标及护士措施的一种书面说明。计划制订的依据主要是社区人群的健康需求和期望、社区健康服务的宗旨和目标、社区可能提供的资源、护理实践的服务范围和标准、社区人群的合作与理解以及参与积极性等情况。

社区护士在制定目标与确定干预重点时,可考虑以下四个方面的因素:①干预的危害性;②可预防性;③有效性;④可行性。

(一)制定社区护理目标

预期目标是指服务对象在接受护理干预后所能达到的结果,可以是功能的改进、行为的改变、知识的增加或情感的稳定。

1. 社区护理目标的类型　主要包括:①短期目标,通常是指时间在 2～3 个月至两年内的目标,是最清楚的目标;②中期目标,是指在一定的目标体系中受长期目标所制约的子目标,是达成长期目标的一种中介目标;③长期目标,是指五年以上的目标,是社区卫生服务机构通过实施特定战略期望达到的结果。

2. 社区护理目标的制定原则　主要包括:①服务对象自觉参与的原则;②与社区其他卫生服务人员目标一致的原则;③符合服务对象自身特点的原则;③SMART 原则,即明确性(specific,S)、可衡量性(measurable,M)、可达成性(attainable,A)、相关性(relevant,R)、时限性(time-bound,T)。

3. 社区护理目标的陈述方式　护理目标的陈述包括五个要素(4W1H):什么(what,需要改变的状态或条件)、什么时候(when,需要改变的时间或期限)、哪里(where,目标实施的地点)、谁(whom,需要改变的对象)及多少(how much,需要改变的状态或条件的量)。

举例:

(1)2017 年 1 月至 12 月某社区居民中每周 3 次、每次 30 分钟以上持续运动的比例增加至 50%。

(2)至 2017 年底某社区 20 岁以上居民中吸烟率下降至 30% 以下。

(二)制定社区护理措施

社区护理措施是社区护士帮助服务对象达到预期目标所采取的具体方法,应依据社区护理诊断并结合预算、人力、设备、场所等可利用资源,与个人、家庭或群体协商,选择合适的、具体的实施措施。

1. 制定社区护理措施的注意事项　主要包括:①确定目标人群;②对现有资源的利用是可行的、有效的;③与其他卫生工作者的目标相一致;④与服务对象健康需求相吻合,符合其经济承受能力;⑤与服务对象的价值观、信仰相符合,且服务对象参与积极性高;⑥以护理学知识、护理经验或其他相关学科知识为基础。

2. 社区护理措施的内容　主要包括:①由谁来落实该护理措施;②护理措施执行的时间;③落实护理措施的方法及所需资源;④执行护理措施的场所。

(三)社区护理计划的评价

评价是为了掌握社区护理计划是否顺利进行及其原因的重要因素,在执行社区护理措施之前应事先制订由谁(评价者)、什么时候(评价时间)、利用什么(评价工具)、对哪些范围(评价范畴)进行评价的计划。

1. 社区护理计划评价的组成　主要包括：①评价者；②评价时间；③评价工具；④评价范畴。

2. 制订评价计划的准则　对于社区护理评价计划，可采用 RUMBA 准则，即真实的（realistic，R）、可理解的（understandable，V）、可测量的（measurable，M）、行为目标（behavioral，B）、可实现的（achievable，A）5 个准则。

四、社区护理实施

社区护理实施（community nursing implementation）是指社区护士根据护理计划要求和具体措施开展的护理实践活动。社区护理实施强调以社区为基础的综合性干预，社区居民的积极参与是获得预期结果的必要条件，与护理人员的领导、决策和沟通能力有很大关系。

（一）社区护理实施前的准备

在实施计划前需再次确认参与者对于计划实施的时间、地点是否明确，实施者对服务的方法、服务所需的知识和技能、所需承担的责任等是否知晓，并根据团队成员的能力及计划的实施内容进行合理分配和授权。

（二）社区护理计划的实施

实施者要营造一种安全舒适的氛围，及时发现和处理出现的各种问题或困难，定期了解护理计划实施情况，如安排是否合理，针对干扰因素要重新评估，随时监测、调整、监督。

（三）社区护理实施的记录

社区护理实施的记录是社区护理的原始文字记录，也是进行业务交流、工作评价及教学研究的重要资料。社区护士应及时、如实、准确地记录护理计划实施过程。

1. 可采用 PIO 格式（以问题为导向的记录）记录　即"问题＋护理措施＋结果"的书写格式。

2. 家庭访视记录单　家庭访视记录单是个案管理资料之一，社区其他卫生服务人员也可以此为依据提供连续性社区卫生服务。

（四）实施社区护理计划的注意事项

在社区护理计划实施过程中，可能会遇到一些计划外的变化，社区护士应根据不同的情况及时进行修改与补充。在实施护理计划时应注意以下几个方面的问题：

（1）掌握必要的知识与技能。

（2）分工与授权。

（3）发现、处理阻碍因素。

（4）提供良好的实施环境。

五、社区护理评价

社区护理评价（community nursing evaluation）是护理程序的最后一步，主要评价实施护理计划后的效果,将护理对象的实际状态与护理目标作比较,确定预期目标实现的程度。

(一)社区护理评价的分类

社区护理评价通常可分为结构评价(structure evaluation)、过程评价(process evaluation)、结果评价(outcome evaluation)三种类型。

1. 结构评价　评价投入社区卫生服务事业的资源是否合理。

2. 过程评价　评价社区护理实施是否按照预期计划执行。

3. 结果评价　是社区护理计划完成后评价社区护理实施的效果,主要包括结果是否与预期目标一致、社区健康问题能力是否得到提高、是否可持续或扩大护理活动等。结果评价分为近期结果评价、中期结果评价和远期结果评价。

(二)社区护理评价的方法

1. 医疗文书评价法　利用社区居民健康档案、病历、辅助检查、家庭诊疗护理文书等,按月份、季度、年份等对社区居民的患病情况、发病情况、死亡情况等进行评价。

2. 统计指标评价法　利用医学统计学方法,通过对医疗文书、问卷调查、行为观察等收集到的资料进行分析,对政策和社区环境因素的改变、社区居民行为危险因素等进行评价。

3. 护理服务项目评价法　利用项目评价的方法,对所开展的护理服务项目进行评价。

4. 满意度评价法　主要集中在社区护理服务规范及服务提供是否满足社区居民需要等范围之内。

(三)社区护理评价的内容

1. 资源投入情况　主要评价资源投入情况,包括社区护士提供护理服务的时间、家庭访问的次数、人力、物品消耗程度等。

2. 护理计划执行情况　了解是否按照计划执行及其进展情况,如果与原计划不一致,应分析原因,判断计划是否需要更改等。

3. 健康目标达标程度　将社区护理结果与预期目标进行比较,以明确健康目标达标程度。如未达标,应找出未完成的原因及改进办法。

4. 护理活动效率　效率评价是指各种投入与产出之间的比例关系。效率应力求做到以最少的投入获得最大的产出。

5. 护理活动适宜性　评价社区护理目标、护理活动是否满足社区居民健康需求,与投入相比结果是否有价值等。

【导入案例评析】

1. 案例 1 中针对社区评估了哪些内容?

社区护理评估作为社区护理的第一步,是指有系统、有组织地收集社区健康相关资料,并对资料进行整理和分析的过程,目的是明确社区的健康问题及其影响因素。社区护理评估是确立社区护理诊断和实施有效社区护理措施的依据,也是评价社区护理效果的参考。社区护士收集资料包括三大部分,即社区的基本情况、社区的人群特征及社区的社会环境。案例1中针对此社区进行了评估,分别为:

(1)社区地理位置:评估内容包括社区所处地理位置、区域范围、面积大小、与整体大环境的关系等。案例1中对社区地理位置的评估包括:北京市海淀区某社区、面积44.33万平方米。

(2)居住情况:评估内容包括居住条件、住房结构、户数、换气及采光状况、饮水、邻里关系等情况。案例1中对社区居住情况的评估包括:社区居民楼属于老式建筑,楼梯狭窄,没有电梯,没有无障碍通道,影响老年人外出活动;一层住户有一块空地,堆放杂物较多,影响社区整体环境;每两层楼之间有分类垃圾桶;地面整洁;社区有绿地和小花园,环境安静,但草坪里及路上多见小狗粪便;社区周围公交服务设施齐全,有邮局、银行、商店、餐馆等。

(3)社区人口结构:评估内容包括社区的人口数量、性别、年龄、教育程度、婚姻、分娩及计划生育、经济水平、职业、家庭结构、人口流动情况、宗教、民族、文化习俗、信念、价值观等。案例1中对社区人口结构的评估包括:有常住人口9524人,流动人口818人,60岁以上人口1898人等。

(4)社区人口健康状况:评估内容包括社区的人口出生率、死亡率、平均寿命、死亡原因、主要疾病谱、患病率、残障率、高危人群数等。一般而言,社区人口死亡率和患病率可作为衡量社区人口健康状况的主要指标。案例1中对社区人口健康状况的评估包括:社区居民主要疾病为慢性病,高血压占首位,患病率为22%,糖尿病次之,患病率为7%。

(5)健康相关行为:根据哈律士(Harris)和顾坦(Guten)的建议,健康行为可分为五类:①基本健康行为,指一系列日常生活中基本的健康行为,如积极的休息与睡眠、营养合理的饮食等;②预警行为,预防事故发生以及事故发生后的处置行为,如驾车系安全带、火灾发生后自救等;③保健行为,指合理、正确使用医疗保健服务以维护自身健康的行为,如预防接种、定期体检等;④避免环境危害行为,是指环境污染或生活紧张事件等;⑤戒除不良嗜好行为,主要指吸烟、酗酒和吸毒等行为。此外,还应收集意外事故发生后的自救、定期体检、健康保险状况、医疗机构利用状况等。案例1中对健康相关行为的评估包括:饮食结构不合理,如高盐高脂饮食;在职人员缺乏锻炼,且工作压力较大;不良嗜好,如吸烟、饮酒等。

(6)交通情况:案例1中对交通情况的评估包括:附近有公交车站,交通便利。

2.作为一名社区护士,案例1中小李应该如何对该社区进行进一步的评估?

作为一名社区护士,小李应该在之前评估的基础上进一步评估以下内容:

(1)自然环境:社区的自然环境可影响社区的健康。评估时需注意有无特殊的自然环境,例如是否有河流、山川,这些自然环境是否会引起洪水、泥石流、台风等,对健康或生命有无威胁,社区居民是否很好地利用自然环境等。

(2)气候:社区的湿度、温度、有无风沙、有无应对气候骤变的应急措施,以及气候的变化是否影响到居民的健康。

(3)动植物分布情况：了解社区内有无有毒、有害动植物及居民对其利弊的理解，宠物饲养情况及接种疫苗等饲养管理情况，社区绿化情况等。

(4)社区经济状况：包括社区内主要经济活动类别、居民收入及消费水平、就业率、失业率。社区经济状况决定了对社区卫生服务事业的资金投入及居民医疗资源的利用程度。

(5)卫生保健状况：收集社区可提供健康服务机构的种类、数量、功能及地理位置，提供服务的范围、时间、收费、技术水平、就诊人员特征等情况，以及卫生服务资源的利用率及居民的接受和满意度。同时，评估社区的转诊程序，以及保健机构与其他机构配合情况。

(6)安全状况：安全状况评估包括治安状况、消防设施，如消防通道、灭火器、派出所、消防队等。

(7)通信状况：社区通信功能是否完善直接影响到能否顺利向社区居民传播健康相关知识。主要评估居民常用信息获取途径，如电视、收音机、电话普及率、网络利用率，以及报纸订阅率和邮件服务系统等。通信系统是向社区居民提供健康教育的重要工具。

(8)社会服务及福利机构：包括为社区居民提供衣、食、住的服务机构和对这些机构的利用情况，以及托儿所、幼儿园、养老院、老年大学、残疾人设施、家政服务公司等满足特殊群体的设施和机构。

(9)娱乐及健身设施：包括娱乐及健身场所的类型、数量、分布、利用率及居民满意度等情况。娱乐和健身活动能够提高社区居民的生活质量，减少疾病的发生。

(10)教育情况：社区教育程度在某种程度上可以决定社区群体的经济地位、健康服务获得与阅读及对健康信息的理解能力。评估内容包括社区居民的教育程度，以及正式与非正式教育机构的类型、数量、地理分布、师资、教育经费投入等情况。对于学校教育应评估健康教育情况、性教育、校园午餐计划（如营养性饮食）等。

(11)政治体系：政治体系的支持关系到社区发展和卫生计划的可执行性。评估内容包括社区健康保健相关政策、政府对大众健康的关心程度、卫生服务费用的投入等，以及社区主要政府机构（如居委会、民政部门）的运营情况。

(12)宗教信仰：宗教信仰可影响社区居民的生活方式、价值观和健康行为。评估内容包括有无宗教团体、宗教信仰种类、信徒人数、信奉程度、信奉方式、活动场地等。

(13)其他：大气、污水和废物处理、空气质量、动物控制（如暴露于狂犬病和其他人畜共患性疾病）、劳动保护、职业病及职业中毒等情况。

3.请运用社区护理程序对案例2中的流动人口妇幼保健服务试点工作程序进行分析。

社区护理程序是以社区为服务对象，为增进和恢复社区健康运用护理程序而进行的一系列有目的、有计划的工作方法，包括社区护理评估、社区护理诊断、社区护理计划、社区护理干预、社区护理评价五个步骤。

(1)社区护理评估：①查阅整个社区的人口、地域资料，采用挡风玻璃式调查收集社区设施和管理机构资料，以了解整个社区情况。②了解流动人口的特征，如女性流动人口年龄、从事的职业、婚姻状况、孕妇家庭的人均收入。流动人口的户籍管理(暂住证办理、登记情况、租房的房东对承租人的了解情况)。③调查流动孕产妇和儿童获得妇幼保健服务情况:产前检查知识的了解程度;孕期保健知识的来源,如医务人员、大众传媒、亲戚或其他;孕期检测率,并统计未检测的原因;家长对儿童计划免疫的意识程度及本地区流动儿童的五苗接种率;儿童保健体检监护人对儿童定期健康体检的了解情况。

(2)社区护理诊断:对评估资料进行整理分析后得出的社区护理诊断为:①孕妇产前检查率低;②儿童保健管理率低;③知识缺乏及服务途径知晓率低。

(3)社区护理计划:在2年内此社区流动人口孕妇产前检查建卡数在原来的基础上提高80%,产后访视人数增加20%,流动儿童保健体检建卡数在原来基础上提高80%,规范管理率提高10%。

(4)实施社区护理计划:制定健康教育传播策略。

1)确定目标人群:①一级目标人群为居住在本辖区的流动孕产妇、5岁以下儿童的父母及监护人;②二级目标人群为流动孕产妇的丈夫、父母、公婆,社区主管计划生育的工作人员,社区妇幼保健医护人员,流动人口管理办公室,房东,派出所民警等;③三级目标人群为区政府相关领导、区各职能部门领导、街道社区领导、社区卫生服务中心领导、新闻媒体。

2)内容:实施妇幼保健的健康教育,并同时告知获得服务方式。

3)方法:①社区开设孕妇学校、育儿学校;②在居住区张贴大型宣传画,包括印有社区卫生服务中心妇幼保健门诊的地址、联系电话、挂台历、纸杯。在放露天电影间隙插播妇幼宣传片,进行妇幼保健健康教育;③在流动人口较多的企业对女性开办妇幼保健健康讲座,在对流动人口的岗前教育中增加妇幼保健内容。

4)在流动儿童多的幼儿园开设健康教育讲座。

5)在公安部门流动人口暂住证办理处和社区流动人口协管员处,在发证的同时发放流动人口妇幼保健服务宣传资料。

6)在出租车收音机播放妇幼保健宣传广告。

(5)社区护理评价:判断社区流动人口妇幼保健服务试点工作计划实现的程度、措施的有效性及需求满足程度。例如:与实施计划前2年相比流动孕妇建卡数的增加情况、孕期检查次数增加情况、早孕建卡率增加情况、流动儿童健康体检建卡人数增加情况、规范管理率提高情况。

【能力和知识拓展】

Omaha 社区护理诊断系统

以 Martin 为首的美国 Omaha 访视护士协会研究团队于1970年开始研发适用于社区护理实践的 Omaha 社区护理诊断系统(简称 Omaha 系统)。该系统将护理程序、评判性思维、问题解决程序、临床实践等融为一体,为社区护士评估服务对象及家属的健康问题,实施护理干预,评价干预效果提供了可靠的工具。

一、Omaha 系统的发展史

Omaha 系统是一种简化了的护理程序运作系统,其发展过程大体分为 3 个阶段。

1. 问题分类系统形成期(1975—1980 年)　多个研究机构用前瞻性和描述性的研究方法,从无数案例中归纳总结出 36 个常见问题,初步形成问题分类系统。

2. 干预系统形成期(1984—1986 年)　居家照护和公众保健等机构进行多中心临床研究,补充了问题分类系统,并对干预措施进行分类,形成了干预系统及结局的评价尺度。

3. Omaha 系统的完善期(1989—1993 年)　多家护理机构联合对 Omaha 系统进行信效度的检测,最终提出了结局的评价尺度,对其进行改善和完善。

二、Omaha 系统的构成

Omaha 系统由护理诊断(问题)分类系统、护理干预分类系统和护理结果评价系统三部分构成。

1. Omaha 护理诊断(问题)分类系统(表 2-1)　包括环境、心理社会、生理和健康相关行为 4 个领域、44 个服务对象存在的或护士关注的问题目录。需全面评估患者,从中找出相关的健康问题,对研究对象的类型(个人、家庭、社区等)及问题的状态(如促进健康的、潜在的缺乏/危害、现存的缺乏/危害)加以描述。

表 2-1　Omaha 护理诊断(问题)分类系统

领域分类	问题目录
环境:生活区、街坊、社区周围的物质资源和物理环境	收入、公共卫生、住所、邻居/工作场所的安全、其他
心理社会:行为模式、情感、沟通、人际关系和发展	与社区资源的联系、社会接触、角色改变、人际关系、精神压力、哀伤、情绪稳定、照顾、忽略儿童/成人、虐待儿童/成人、生长与发育、其他
生理:维持生命的功能和过程	听觉、视觉、说话与语言、咀嚼、认知、疼痛、意识、皮肤、神经、运动、呼吸、循环、消化、排便功能、生殖泌尿功能、产前产后、其他
健康相关行为:促进健康、促进恢复的行为模式和减少影响健康的危险因素	营养、休息与睡眠形态、体育活动、个人卫生、物质滥用、家庭计划、健康指导、处方用药、特殊护理技术、其他

2. Omaha 护理干预分类系统(表 2-2)　由健康教育、指导和咨询,治疗和程序,个案管理和监测 4 类干预措施组成。

(1)健康教育、指导和咨询:提供信息和资料,预测服务对象的问题,提高自我保健和应对问题的意识,协助个人、家庭或社区做出决策和解决问题。

（2）治疗和程序：为预防疾病或缓解症状和体征而实施的护理活动，如口腔护理、伤口换药、药物治疗、标本采集、压疮护理等。

（3）个案管理：为提供方便、可及的护理服务活动，指导个人、家庭合理利用社区资源。

（4）监测：包括对护理活动的追踪随访、评估服务对象的健康状况、分析临床症状、确认影响健康的危险因素等。

表 2-2　Omaha 护理干预分类系统

类别	健康教育、指导和咨询；治疗和程序；个案管理；监测
目标	解剖/生理、愤怒管理、行为矫正、膀胱护理、黏合/连接、肠道护理、心血管护理、照顾/育儿技巧、石膏护理、沟通、社区志愿者服务、连续性照顾、应对技巧、日间照顾/短期照顾、饮食管理、管教、换药/伤口护理、长期使用医疗设备、教育、职业、临终护理、环境、运动、计划生育服务、喂养方法、理财、步态训练、遗传咨询、生长和发育护理、家庭、家务/家政、感染预防、传染病、口译和翻译服务、化验结果、相关法规、医疗处置和牙科保健、药物作用和不良反应、药物管理、药物协调和订购、药物处方、药物设置、移动和转移、基础护理、营养咨询、职业治疗、造口护理、呼吸治疗、呼吸护理、休息和睡眠、安全、疾病筛查、疾病和损伤的护理、精神及情绪的症状、躯体症状、皮肤护理、社会工作/辅导服务、标本采集、语言训练、心理保健、刺激/养成、压力管理、药物滥用、支持小组、支持系统、交通、安适状态、其他

3. Omaha 护理结果评价系统（表 2-3）　是从知识、行为、症状和体征三个方面对服务对象健康问题的改善状况进行评分，分值越高，说明健康状况愈佳，护理干预效果越好。该系统可为护理人员制订计划和执行护理措施提供参考，指出问题的严重程度和排定优先顺序。通过该评价系统可反映出护理干预的进展情况，从而为护理质量控制和科学研究提供参考。此系统主要是在评价个案对于问题本身，以及执行护理措施后，其认知、表现出来的行为，以及主、客观体征所呈现的个案现况的改变情形。以 1～5 分代表一个问题从最负向到最正向的情况。

表 2-3　Omaha 护理结果评价系统

类别	1分	2分	3分	4分	5分
知识：个案记忆与解释问题的能力	完全没有知识	具有一点知识	具有基本知识	认知程度适当	认知良好
行为：个案表现出的可被观察到的反应或行为	完全不适当的行为	有一些适当的行为	不是很一致的行为	通常是合适的行为	一致且合适的行为
症状、体征：个案表现出的主、客观症状、体征	非常严重	严重	一般	轻微	没有

三、Omaha 系统的使用步骤

(1)以转介方式建立个案资料记录,并以访视方式建立资料库。

(2)以问题分类表作为收集资料和评估指南,并输入资料库。

(3)根据资料库制作出问题表。

(4)以成果评量表排出优先顺序。

(5)综合出以问题为导向的服务计划,由处置策略表提供建议,执行护理措施,并随时修正计划。

(6)根据计划,由不同小组成员提供服务。

四、Omaha 系统的优点

呈现出对社区护理业务、记录与资料管理的一种结构性、综合性的处理方式,具备以下 6 大优点:

(1)促进社区护理业务的科学化。

(2)提供社区护理服务量化空间。

(3)切合社区卫生应用的实际。

(4)适用于社区护理。

(5)减少个案记录的重复。

(6)节省记录时间。

五、Omaha 系统的局限性

我国引进 Omaha 系统已有 20 余年时间,但应用并不广泛且进展较缓慢,主要原因有以下几方面:

(1)Omaha 系统在应用前需对护理人员进行全面的培训,对护理人员要求较高。

(2)Omaha 系统源自美国,应用到我国护理领域时可能在确定护理问题及干预措施时出现吻合度差的问题。Omaha 系统涵盖健康问题广泛,疾病特异性不强,应用到专科护理中缺乏有效的干预措施和评价体系。

(3)未能引起广大护理工作者的足够重视。

【实训与指导】

一、实训目标

1.加强对社区护理程序相关概念、主要步骤等基本知识的理解和掌握程度。

2.训练理论结合实际的案例分析能力、检索案例相关文献资料的能力、归纳总结关键问题等基本能力。

3.掌握社区护理程序的分析方法,并具备一定的运用调查法、逻辑法、统计分析法等的能力。

二、实训内容与形式

案情　王某,女,67 岁,高血压病史 7 年,一直服用降压药物卡托普利控制血压,口服每次 50mg,每日 2 次,自述"近 1 个月来,经常感到头痛、眼前发黑、看不清东西、没有力气、心慌,原服用卡托普利每次 1 片,每天 2 次,现下午增加吃 2 片,仍没有好转"。患者随丈夫到社区卫生服务中心就诊,并询问"我会不会心脏有问题,这个病是不是容易得脑出血,我的孩子在外地,要是得了这个病我该怎么办"。在与其丈夫一起安抚患者之后,社区护士记录了患者的一般资料、生活方式、疾病及用药情况,对患者进行体检。测血压为 150/90mmHg(服药 2 小时后);心率为 95 次/分,节律整齐;体重 65kg(身高 160cm);眼底检查显示视网膜动脉变细等。王某经医生诊断为高血压,出现上述症状的主要原因是用药不合理,建议加服倍他乐克 50mg,每天上午一次,并配合非药物治疗法进行综合治疗和护理。王某无高血压家族史,现已退休在家。因身体情况,平时与人很少交往,脾气暴躁、易怒;与丈夫生活在一起,家庭和睦;活动锻炼较少,无烟酒嗜好,喜欢高盐饮食,喜欢进食胆固醇、动物性脂肪含量高的食物;居住环境、家庭经济状况较好。两位老人初中文化程度,对高血压治疗及护理的知识了解很少。有一儿一女,工作繁忙,每月回家一次。

经过王某事件之后,社区护士对社区内老年人体检资料和健康档案进行了分析,发现社区高龄老人增长较快,80 岁以上老年人比例达到了 22.6%,失能比例达到了 30.8%,空巢、独居者达到 56.3%,高血压、糖尿病、骨关节病、脑卒中、老年痴呆等患病率较高。老年人需要临时或长期照顾的需求增加,在平时工作中,经常听到老年人抱怨请不到家政服务人员、找不到保姆、入住机构难等。

(案例来源:何国平,赵秋利.社区护理理论与实践[M].北京:人民卫生出版社,2012:185.)

请思考并回答以下问题:

1.请阐述该案例中存在的社区护理诊断。

2.作为一名社区护士,如何运用社区护理程序,给予患者切实的帮助?

3.此案例对我国社区护理事业发展的启示有哪些?

三、实训要领

1.掌握案例分析涉及的本章主要知识。

2.检索并找出案例分析涉及的文献资料及相关政策规定。

3.查找文献资料,必要时进行调查研究,根据社区护理学知识以及有关政策文件,阐述本案例对发展我国社区护理事业的启示。

四、成果要求和评分

1. 分组或独立完成　如果以分组形式完成,应当对案例分析过程实行任务分解,即分别以1名同学为主分段承担资料查找、案例分析和总结归纳、撰写书面报告等工作。研究过程应当在充分发挥所有成员同学主动性、积极性的基础上实现同学间的互助、交流和协作。

2. 提交书面报告　要求:①列出作为案例分析的主要依据。②分析部分的字数1000字左右,要求观点明确、说理清楚,既要讲清楚相关依据,更要针对案例进行分析并提出相应的解决措施。

3. 评分　分组完成的案例分析报告由组长根据小组成员在参与资料查找、小组讨论、案例分析、报告撰写等过程中的贡献度进行初步评分,最后由老师根据评分规则打分。独立完成的案例分析报告由老师根据评分规则打分。

附件:书面作业

案例分析报告

1. 相关文献资料及政策

_____

_____

_____

_____

2. 分析

(1)该案例中存在的社区护理诊断有哪些?

_____

_____

_____

_____

(2)作为一名社区护士,如何运用社区护理程序,给予患者切实的帮助?

_____

_____

_____

_____

(3)此案例对我国发展社区护理事业有哪些启示?

_____

_____

_____

_____

第三章　社区健康促进与健康教育

教学资源

【学习目标】

1. 巩固　社区健康促进与健康教育的概念、相关理论,社区健康促进的基本特征、任务和目标,社区健康教育的评估和计划制订等主要知识点。

2. 培养　分析我国社区健康促进和健康教育现状问题的基本能力。

3. 拓展　运用社区健康教育需求评估、确定优先项目的能力。

【导入案例】

我国某市社区健康促进与健康教育工作情况

某市总人口 850 万,共设有社区卫生服务中心 32 所、社区卫生服务站 72 所,其中专职或兼职健康教育工作人员 156 人。总体来看,某市对全市健康促进和健康教育事业较为重视。相关部门按照国家、省有关要求,将加强健康促进和健康教育事业作为实现全民健康的根本措施,多年来在公共卫生、疾病预防控制、卫生保健等各项工作中都把健康教育作为基础工作常抓不懈,在全市社区开展健康促进和健康教育项目。为使健康促进和健康教育工作发展有计划、有步骤,某市通过卫生部门、非卫生部门等全社会参与和多部门合作,加强了五个方面的网络建设:一是成立了挂靠在市疾病预防控制中心的健康教育所,购置了满足工作需要的健康教育设备,充实了专业人员,各县(市、区)也在疾病预防控制中心内设立了健康教育科。各街道也明确了健康教育工作人员,形成了市、县辐射到街道的健康教育管理和业务指导网络体系。二是全市建立了由各级医院、妇幼保健院等医疗卫生单位组成的健康教育网络,全市二级及以上医院基本上都建立了健康教育科,明确了健康教育工作人员,各社区卫生服务中心和社区卫生服务站也明确了专人负责本辖区的健康教育工作,结合医疗卫生活动对城市社区居民开展健康教育。三是由各级广播电视、报刊等组成新闻单位宣传网络,协调了市和各县(市、区)电视台免费播放健康教育宣传资料,协调了报纸定期或不定期地编排健康教育专题栏目,通过大众媒体对城市社区居民开展健康教育活动。四是由各级各类学校组成的学校健康教育网络,各类学校都有专人负责或有人兼管学生健康教育工作,更好地配合了社区健康教育工作的开展。五是由各部门各单位爱国卫生管理组织组成的单位健康教育网络,各级爱卫会在开展群众性爱国卫生运动中都采取多种形式对群众进行广泛深入的健康教育和卫生防病知识宣传,更好地促进了广大群众卫生意识的提高和健康行为的形成。通过这五个方面的网络建设,上下通畅的城市社区健康教育工作网络逐步形成,健康教育人员队伍逐步壮大,健康教育计划及各项健康促进项目得以顺利实施,极大地提高了城市居民健康知识水平和自我保健能力。根据2012年开展的健康素养监测结果,某市社区居民健康知识知晓率达到85%以上,健康行为形成率达到80%以上,群众对健康教育开展情况的满意度达到90%以上。同时各社区卫生服务中心、社区卫生服务站通过举办健康教育讲座、发放健康教育材料和开展健康咨询活动等多种形式对辖区居民进行健康教育,基本做到了各类健康教育活动有计划、有场所、有内容、有记录、有评价。各社区均在人群密集的位置设置了足够数量的健康教育宣传栏,并做到定期更换内容,向城市社区居民广泛宣传健康教育知识,对社区健康促进和健康教育项目的开展起到了很好的效果。

（案例来源:赵兴.我国城市社区健康教育问题与对策研究——以济宁市为例[D].济南:山东师范大学,2014.）

请思考并回答以下问题:

1. 为什么某市重视社区健康促进和健康教育?

2. 结合案例,试述我国城市健康促进的任务和目标。

3. 有哪些相关理论可用于指导健康促进和健康教育项目的开展?

【主要知识点】

一、健康促进和健康教育

(一)健康促进

第一届国际健康促进大会定义:健康促进(health promotion)是运用行政或组织的手段,广泛协调社会各相关部门及社区、家庭和个人,使其履行各自对健康的责任,共同维护和促进健康的一种社会行为和社会战略。

美国健康教育学家劳伦斯·格林(Lawrence W. Green)教授及其团队认为健康促进"是指一切能促使行为和生活条件向有益于健康改变的教育与环境支持的综合体"。

世界卫生组织将健康促进定义为"促进人们维护和提高他们自身健康的过程,是协调人类与环境的战略,它规定个人与社会对健康各自所负的责任"。

(二)健康教育

健康教育(health education)是指通过一系列有计划、有组织、有系统的教育活动和社会活动,帮助个体、家庭和群体掌握卫生保健知识,树立健康观念,促进人们自觉地采纳健康的行为和生活方式,消除或减轻影响健康的危险因素,预防疾病,促进健康和提高生活质量。

(三)健康促进与健康教育的意义

健康促进与健康教育是实现初级卫生保健任务的关键,是卫生事业发展的战略举措,是一项低投入、高产出、高效益的保健措施。

(四)健康促进与健康教育的关系

健康促进框架包含了健康教育,健康促进需要通过健康教育来推动和落实。健康促进战略的明确和实施,为健康教育的开展提供了机遇和挑战;健康教育是健康促进战略中最活跃、最具有推动力的具体工作措施,必须以健康促进战略思想为指导,并需要健康促进的支持以改善人们的行为。

二、社区健康促进

(一)社区健康促进

社区健康促进(community health promotion)是指通过健康教育和环境支持改变社区内个体和群体的行为、生活方式与社会影响,降低发病率和死亡率,为提高社区居民生活质量和文明素质而进行的活动。

(二)社区健康促进的策略和领域

1. 社区健康促进的策略

(1)倡导(advocacy):指倡导创造有利于健康的社会、环境、经济等条件。

(2)促进(enabling):指促使每个人发挥最佳的健康潜能。

(3)协调(mediating):指协调不同的利益团体,使他们共同追求最佳的健康状态。

2. 社区健康促进的领域

(1)制定促进健康的公共政策(build health public policy):所有政策领域应考虑到健康、和平,并对人群健康负有责任,包括法令、条例、制度、规章、规范等,保护个人、家庭、社区远离各种危险因素,帮助或促进人们尽早做出有利于健康的选择。

(2)创造支持性环境(create supportive environments):创造一种对健康更加支持的社会生活环境、政治环境,营造一种安全、舒适、满意、愉悦的生活和工作环境。同时,应注重系统地评估环境对健康及健康相关行为的影响。

(3)强化社区行动(strengthen community action):通过具体有效的社区行动,发现社区现存和潜在的健康问题,明确社区健康目标并确定优先顺序,进而做出决策。同时挖掘社区资源,帮助社区人群认识自己的健康问题,积极有效地提升社区群众参与卫生保健计划的制订、实施的积极性和责任感,增加人群有关健康权利和健康责任的知识。

(4)发展个人技能(develop personal skills):为家庭、学校、工作单位、社区等多种机构提供各种健康信息和健康教育,以提高个人的健康知识,增强健康意识、自我保健技能、自我健康维护和家庭健康管理能力。

(5)调整卫生服务方向(rectify health services):卫生部门的作用不仅是提供临床与治疗服务,还必须坚持健康促进的方向,其发展必须由初级卫生保健原则和有关政策推动,使其朝着改善人群健康的目标前进。

(三)社区健康促进的任务(图 3-1)

- 农村
  - 针对疾病的健康教育
  - 加强重点人群和重点领域的健康教育
  - 开展环境健康促进
- 城市
  - 建立健康促进工作网络
  - 开展以场所为基础的健康促进与健康教育
    - 学校
    - 工矿企业
    - 公共场所
  - 重点人群
  - 控制烟草危害与成瘾行为

图 3-1　城市与农村社区健康促进的任务

三、社区健康教育

(一)社区健康教育

社区健康教育(community health education)是指以社区为基本单位,以社区人群为教育对象,以促进居民健康为目标,进行有目的、有计划、有组织、有评价、有系统的健康教育活动。

(二)社区健康教育的目的

(1)促进社区人群提高健康和自我保护意识。

(2)增加居民自我健康的知识和技能。

(3)促使居民养成有利于健康的行为和生活方式。

(4)合理利用社区的保健服务资源。

(5)减少和消除社区健康危险因素。

(三)评估社区健康教育需求

(1)评估内容包括对象、环境、教育者、社区资源。

(2)评估方法包括召开座谈会、分析文献资料、进行流行病学调查等。

(四)制订社区健康教育计划

社区健康教育计划的制订是在健康需求评估的基础上,对健康教育的具体内容、干预方式和步骤进行设计的过程,其核心是确立健康教育的目标和对策。制订过程主要有确定健康教育优先项目、制订健康教育计划目标和具体指标、描述健康教育计划内容。

1. 确定健康教育优先项目　确定健康教育优先项目的原则有:①重要性。重要性是指选择涉及面广,发生频率或致残致死率高,对目标人群健康威胁严重,对社会经济发展、社区稳定影响较大,群众最关心的健康问题。②可行性。分析社会以及政策对所确定的优先项目、采取的干预策略和措施的支持力度与有利条件,主要包括经济可行性、可接受性、资源可供性、技术可行性和合法性。③有效性。有效性是指危险因素是否能够通过健康教育得到有效干预,干预措施实施后是否收到明显的效果和社会效益,是确定优先项目的最为重要的因素之一。④成本-效益分析。通过对所选择的优先项目进行成本-效益分析,选择能用最低成本达到最大效果和最高社会效益的项目作为优先项目。

2. 制订健康教育计划目标和具体指标 主要包括:①总体目标。在执行某项计划后预期达到的最终理想结果,具有宏观性、远期性,给计划提供一个总体上的努力方向。②具体目标。总体目标可以分解为各方面、各阶段、各层次的具体目标。具体目标是为实现总目标而设计的具体的、明确的、项目必须达到的量化指标。具体目标一般由 3 个"W"和2 个"H"组成,即:

Who——对象

What——实现什么变化

When——实现变化的期限

How much——变化的程度

How to measure——测量的方法

3. 描述健康教育计划内容

(1)确定目标人群和健康教育内容。社区不同人群的保健是社区护理的主要内容,是保健工作的重要措施。社区人群包括婴幼儿、学龄前儿童、学龄期儿童、青少年、妇女、中年人、老年人,须根据不同人群特点制订相应的健康教育计划内容。

(2)确定健康教育地点、时间,主要包括:①确定教育、组织人员队伍;②制定监测与评价方案;③制定预算。

(五)实施社区健康教育计划

可遵循 SCOPE 模式进行:制定实施时间表(schedule)、控制实施质量(control of quality)、建立实施组织机构(organization)、培训实施人员(person)和配置所需设备(equipment)。

(六)评价社区健康教育

1. 评价的目的 主要包括:①确定健康教育计划的先进性与合理性;②明确健康教育活动的数量与质量;③确定健康教育计划达到预期目标的程度及其影响;④总结健康教育项目的成功与不足;⑤向公众介绍项目结果,扩大健康教育项目的影响力;⑥向项目资金提供者说明项目结果,完成合同的要求。

2. 评价的种类和内容 根据健康教育内容、指标和特性的不同,评价可分为形成评价、过程评价、效应评价、结局评价、总结评价。

【导入案例评析】

1. 为什么某市重视社区健康促进和健康教育?

某市重视社区健康促进和健康教育的原因主要是:①健康促进和健康教育是实现初

级卫生保健任务的关键。初级卫生保健的实施需要以广大居民自我保健意识的提高为前提,只有通过健康促进和健康教育,才能促使人们增强自我保健的自觉性和主动性。"人人享有卫生保健"目标的实现应以健康教育作为基础和先导,以健康促进作为重要的手段和途径。②健康促进和健康教育是卫生事业发展战略举措。从世界发展趋势来看,把健康促进与健康教育列入卫生保健战略措施是一种必然的趋势。通过社会动员,促使人们建立有利于健康的行为和生活方式,预防各种"生活方式病"是健康促进与健康教育的核心。③健康促进与健康教育要求全社会承担起健康的责任,引导人们自觉维护自身健康,减少危害健康因素的发生。从成本-效益分析来看,健康促进与健康教育是一项投入少、产出高、效益大的保健措施。

2.结合案例,试述我国城市健康促进的主要任务。

(1)建立健康促进工作网络:建立并健全政府领导、健康教育专业机构指导,以社区卫生服务机构为骨干、社区居委会为基础的城市社区健康促进与健康教育工作网络。案例中,某市通过健康促进和健康教育工作的推进,形成了市、县辐射到街道的健康教育管理和业务指导网络体系。

(2)开展以场所为基础的健康促进与健康教育:①学校健康促进:各类学校开设健康教育课程,开展多种形式的健康教育活动,加强健康行为养成教育,重点做好心理健康、控制吸烟、环境保护、远离毒品、预防艾滋病、预防意外伤害等健康教育工作;②工矿企业健康促进:积极推进以"安全-健康-环境"为中心的"工矿企业健康促进工程",倡导有益于健康的生产、生活方式,减少和控制职业伤害、职业病及职业相关疾病的发生;③公共场所健康促进:监督和指导公共场所经营管理单位对从业人员进行健康知识培训、复训,考核合格后才能上岗。各类公共场所经营管理单位有责任在所辖范围内对公众开展卫生科普宣传。禁烟、安全标志明显,消防疏散通道通畅,应急措施健全,积极营造健康环境。

(3)重点人群健康促进:开展多种形式的妇幼健康促进与健康教育活动,促进生殖健康,同时开展老年健身、老年保健、老年病防治与康复等多种形式的教育活动,提高老年人群的健康水平和生活质量。

(4)控制烟草危害与成瘾行为:普及烟草危害相关知识,开展吸烟行为干预,降低吸烟率,加强控烟能力建设,公共场所禁止吸烟,各类公共场所有明显的控烟标志、有管理人员,同时将预防吸毒、酗酒等成瘾行为纳入社区健康教育的重要内容,加强公民道德意识教育。

3.有哪些相关理论可用以指导健康促进和健康教育项目的开展?

指导健康促进和健康教育项目开展相关理论有健康信念模式、健康促进模式、格林模式(PRECEDE-PROCEED模式)。

(1)健康信念模式(health belief model):以心理学的认知理论为基础,强调认知因素对行为的主导作用,强调促进健康行为产生的关键是健康信念的形成。该模式认为,当人们感知到阻碍因素小、罹患某种疾病的可能性大时会更可能采纳预防性健康行为。健康信念模式目前被广泛应用于预测和改变各种长期或短期健康危险行为(如吸烟行为、不良饮食习惯等)的预防和干预。

(2)健康促进模式(health promotion model,HPM):健康促进不同于疾病预防,更关注如何达成或向更加健康-幸福(well-being)靠近,强调在健康促进过程中个人的主观能动性。健康促进模式可指导社区护士针对服务对象的健康认知和需求进行健康教育。

(3)格林模式(PRECEDE-PROCEED 模式):是从多个角度评估并综合分析健康和健康行为的影响因素,以指导健康促进和健康教育计划或规划的制订、实施及评估。根据该模式从结果入手的特点,在制订计划或规划前,要明确为什么要制订该计划或规划,并对影响健康的因素做出诊断,从而帮助确立干预手段和目标。格林模式主要用于指导卫生保健人员鉴别影响人们健康决策和行为的因素,从而指导健康促进和健康教育计划的设计、执行和评价。

【能力和知识拓展】

国外健康促进和健康教育的发展

社区健康促进和健康教育的实施对健康具有深远影响,但由于历史背景和文化的差异,世界各国社区健康促进和健康教育的形式与内容有所不同。健康促进与健康教育的发展在各国呈现不平衡的形势,发达国家起步较早。目前,英国、美国、加拿大、澳大利亚、泰国的社区健康促进和健康教育具有一定代表性。

一、英国

英国是现代社区卫生服务的发源地,其社区卫生服务全民免费。居民通过就近选择全科医生(general practitioner,GP)进行注册登记后,接受连续性健康相关服务。由于实行全民免费的国家保健服务制度,社区健康促进和健康教育人员的薪资主要由国家财政拨款。英国国家卫生法规定:非急诊患者必须先找自己注册的 GP 就医,才能享受免费医疗服务。这种以法规形式确定的医患关系,促使英国社区卫生服务具有连续性和责任性的特点,使健康促进和健康教育的职能得以充分发挥。从 20 世纪 70 年代起,通过不断的改革和发展,英国社区卫生组织工作已经从局限于结构的系统和完整方面转向更加注重网络功能的完善上。此外,英国社区卫生组织通过改善卫生服务工程等一系列项目,规定社区相关部门在卫生保健方面的职责,使全国的社区相关部门与卫生部门形成实质性的协作关系。在英国从事社区卫生服务的 GP 需要接受 5～6 年的医学教育培养以及 3 年的毕业后教育,社区护士和其他专业人员也具有很高的素质。

二、澳大利亚

澳大利亚政府非常重视健康促进和健康教育工作。1985 年 3 月,联邦政府卫生部宣布成立健康改善委员会,建议成立独立的全国性机构管理健康促进及疾病预防工作,其主要职责包括:重点负责全国性改善健康战略;确保健康促进涉及的内部相关责任以及社区、志愿组织、卫生人员的利益;激励澳大利亚在世界卫生组织倡导的"2000 年人人健康"战略中发挥作用;支持全国健康促进改革方案。澳大利亚健康改善委员会认为,健康促进是为了个人、团体和社区的健康,将健康教育与有关的组织、经济和环境支持结合起来,并将可以预防的主要卫生问题确定为:①过敏性疾病;②牙齿卫生;③计划生育;④听力损伤;⑤高血压;⑥麻痹性疾病;⑦传染病;⑧精神病和社会卫生;⑨骨骼肌肉系统疾病;⑩性传播疾病。澳大利亚对 GP 资格认证和复查有严格的制度规定。

三、美国

美国国会于 1974 年通过了《国家健康教育规划和资源发展法案》,1999 年颁布《健康教育工作者的职责和能力》,明确提出初级和高级健康教育工作者的职责和能力要求。同时,还设立了健康教育认证委员会(national commission for health education credentialing,NCHEC)。通过该委员会认证的健康教育工作者能够设计、执行和评价健康教育项目,并向公众和健康教育专业领域提供服务,以促进健康教育的发展。美国政府还通过对健康教育职业的规范来推动健康促进事业的发展。目前,已经颁布的与健康促进与健康教育有关的职业规范有《健康教育工作者的职责与能力》《健康教育专业的伦理准则》《学校健康教育的国家标准》等,促进了美国健康促进与健康教育事业的发展。

四、加拿大

1974 年,加拿大政府发表了《加拿大人民健康的新前景》,此政策性宣言把加拿大卫生政策的重点由疾病的治疗转移到疾病预防和健康促进上来。加拿大的健康促进工作在理论指导和科学研究的基础上开展,形成了社会学习认知理论(social learning cognitive theory,SLT)、自觉效能理论(self-efficacy theory)与慢性病自我管理项目(chronic disease self-management program,CDSMP)。自我管理指的是在卫生保健专业人员的协助下,个人承担部分预防性或治疗性的卫生保健活动,此方法将原来由健康卫生专业人员提供的保健活动交由患者自己进行。

五、泰国

泰国政府成立了以国家、区、府、郡社区健康教育为主,其他相关部门机构为辅的健康教育网络,将其作为主要的全民健康干预手段,同时设健康基金为社区健康促进和健康教育提供有力的资金保障。泰国卫生部下设的健康教育处负责全国健康促进与健康教育的政策规划制定、管理协调、实施监督,对健康教育人员进行技能培训,重点开展社区、农村、医院、工矿企业、大众传媒健康教育等。全国的综合性医院均设健康教育室,配备 2 名工作人员。此外,泰国疾病控制中心、食品卫生处等部门和机构也结合实际工作开展相关的健康教育,投入专项经费。

【实训与指导】

一、实训目标

1. 考查学生对健康促进与健康教育概念,以及社区健康促进的基本特征、任务和目标,社区健康教育的实施等基本知识的理解和掌握程度。

2. 掌握确定社区健康教育项目优先顺序的能力。

3. 掌握健康教育的评估、计划制订、实施以及效果评价方法,并具备一定的实际应用能力。

二、实训内容与形式

1. 如果您是一个社区护士,所在社区准备开展健康促进与健康教育活动,您该如何评估?

2. 请选择一个社区,根据社区实际情况,结合本章所学知识,制订社区健康教育计划。

三、实训要领

1. 根据所学知识,评估社区健康教育的需求。

2. 确定社区健康教育优先项目。

3. 检索相关资料,找出社区健康教育相关政策。

4. 查找文献资料,结合社区情况,制订社区健康教育计划。

四、成果要求和评分

1. 分组或独立完成　小组同学对实训任务进行分解,即分别以 1 名同学为主分段承担社区调研、资料查找、需求评估、撰写书面报告等工作。研究过程应当在充分发挥所有成员同学主动性、积极性的基础上实现同学间的互助、交流和协作。

2. 提交书面报告　①撰写社区健康教育计划,内容包括健康教育目的、内容、对象、地点、时间、教育队伍成员、资金预算等。②字数在 1500 字左右,要求表达清楚,健康教育计划具有可行性、科学性。

3. 评分　分组完成的社区健康教育计划报告由组长根据小组成员在参与资料查找、小组讨论、报告撰写等过程中的贡献度进行初步评分,最后由老师根据评分规则打分。

附件:书面作业

社区健康教育计划

1. 社区基本情况

2. 社区健康教育需求

3. 社区健康教育计划

第四章　社区健康管理

教学资源

【学习目标】

1.巩固　社区健康管理的概念、内容、策略、实施步骤,居民健康档案的种类、服务流程、服务要求、考核指标及双向转诊的概念、条件和形式等重要知识点。

2.培养　建立社区居民健康档案的基本能力。

3.拓展　能够运用健康管理策略为社区居民提供健康管理服务。

【导入案例】

某社区探索"互联网＋社区健康管理"服务新模式

A 社区不断探索增强社区健康管理服务的新途径,以满足人们多样化和个性化的健康服务需求。该社区服务人口总数约 10 万,其中在校学生近 7 万,且高知人群在社区居民中比重较大,普遍工作和学习压力大,存在许多不健康的生活习惯,一些疾病呈现"年轻化"趋势,亚健康人群占 40％以上,在生理、心理等方面都有较高的健康管理需求。此外,社区 65 岁以上老年人约占居民人口的 14％,各种疾病尤其是慢性疾病高发,对健康照护需求较高,也是健康照护的重点人群。目前社区存在的主要问题是:①健康信息采集主要以体检数据为主,缺乏对健康指标动态、持续的监控和管理,导致连续性健康数据缺失;②社区目前主要针对异常状况和个人历史健康数据进行简单分析评估,并没有做到对健康大数据的深层挖掘、分析和预测,健康评估系统尚不完善;③健康干预主要以疾病为中心,很少针对个人整体健康状态进行评估和预测,干预措施不到位,缺乏个性化健康指导;④没有建立完善的动态跟踪评价机制,而健康管理循环往复的特点要求不断对干预效果进行跟踪反馈,才能及时调整健康管理方案,真正达到维护和促进健康的目的。

为解决这些问题,近年来该社区加大了社区信息化建设力度,不断完善网络设施,形成"互联网＋社区健康管理"模式,将移动互联网、物联网、智能传感技术、云计算技术、大数据技术等一系列先进的信息化技术手段运用到健康信息采集、健康风险评估、健康干预、动态跟踪反馈等各个环节,优化服务流程,打破信息区域性和时间的局限性,增强人与人、物与物、人与物之间的连接能力,促使人们变被动地接受健康服务为主动参与自我健康管理,将健康管理从社区卫生服务中心延伸到居民家中,真正融入居民的日常生活,实现健康体检、预防保健、疾病治疗、心理咨询、生活方式指导等全方位、个性化的社区健康管理服务。"互联网＋社区健康管理"实施步骤包括:

1.健康信息的智能采集与处理：包括获取社区居民的健康档案数据和医疗机构诊疗数据，以及实现对个人各类生理指标数据的实时采集。

2.健康数据挖掘分析与健康评估：包括对健康状态评价和健康风险预测两个方面，并通过可视化分析图表、健康趋势图等展现出来，自动生成健康评估报告。

3.个性化健康干预计划制订与实施：针对处于不同健康状态等级的人群，结合其个人健康风险因素的分析结果，提出个人健康指导计划（包括膳食指导、运动指导、健康知识等），并将管理方案分解为可执行的任务列表，落实到日常执行操作任务上。

4.动态跟踪，效果评价：实现对居民健康管理计划的执行情况和干预效果的追踪记录。

（案例来源：李晓南，孙俊菲，倪小玲，等.互联网＋社区健康管理服务模式探讨[J].中国卫生信息管理杂志，2016，13（1）：85-88.）

请思考并回答以下问题：

1.判断本案例属于哪一种健康管理模式，并结合案例分析此种模式的要求。

2.除了此种健康管理模式之外，还有哪些模式？

3.结合案例分析社区健康管理的实施步骤。

【主要知识点】

一、社区健康管理的概念及意义

（一）健康管理的概念

健康管理作为一门新兴的学科，其宗旨是调动个体和群体及整个社会的积极性，变被动就医为主动预防，最大限度地利用有限的资源来达到最大的健康效应，减少疾病的发生，减少医疗费用支出，提高人群的生活质量，促进社会的和谐发展。

（二）社区健康管理的概念

社区健康管理是基于管理理论和新健康理念对社区健康人群、疾病人群的健康危险因素进行全面监测、分析、评估、预测、预防，维护和发展个体及家庭技能的全过程。

我国现有的健康管理模式主要有四种，即附属于医疗机构的健康管理模式、专业体检中心的健康管理模式、社区卫生服务机构的健康管理模式和第三方健康管理公司的服务模式。

（三）社区健康管理的意义

1. 社区健康管理是从上游解决民众"看病贵、看病难"问题的有效办法和举措　只有实施战略前移（从疾病发生的上游入手，即对疾病发生的危险因素实行有效的控制与管理，从以患者为中心转向以健康/亚健康人群为中心）和重心下移（即将卫生防病工作的重点放在社区、农村和家庭），才能解决民众"看病贵、看病难"问题。

2. 发展社区健康管理是社区群众越来越迫切的需要　社区卫生服务以维护社区居民健康为中心，提供疾病预防控制等公共卫生服务、一般常见病及多发病的初级诊疗服务、慢性病管理和康复服务。社区健康管理能够促使社区卫生服务机构逐步承担起居民健康"守门人"的职责。

3. 发展社区健康管理有利于适应疾病谱改变的需要　世界卫生组织发布的健康公式（健康＝15％遗传＋10％社会因素＋8％医疗＋7％气候因素＋60％生活方式）也明确显示，影响健康的主要因素是生活方式，而生活方式不当引起的疾病是可以通过健康管理有效地预防的。

4. 发展社区健康管理有利于充分发挥中医药在疾病预防控制、应对突发公共卫生事件、医疗服务中的作用　中医文化博大精深，特别是中医的"治未病"思想更是切合社区健康管理的理念，因此以发展社区健康管理为契机，可以充分促进中医的发展和普及。

(四)社区健康管理的内容

社区健康管理的内容包括三个方面：健康监测、健康风险评估、健康干预。

1. 健康监测　即收集与个人或群体生活方式相关的信息。信息采集的途径有日常生活调查、健康体检、健康咨询、跟踪随访等方式。

2. 健康风险评估　即根据所收集到的健康信息，采用数学模型等现代评估技术，对个人或群体的健康状况及发展趋势进行量化评估，预测一定时间内发生某种疾病或健康危险的可能性。

3. 健康干预　即在明确每个服务对象患病危险性和疾病危险因素分布的基础上，通过制订个人健康计划，对不同危险因素实施个性化的健康指导。

(五)社区健康管理的策略

健康管理的策略是通过健康信息收集、健康风险评估和健康干预，控制健康风险，达到维护健康的目的。它包括生活方式管理、需求管理、疾病管理、灾难性病伤管理、残疾管理、综合的人群健康管理。

1. 生活方式管理　关注个体的生活方式可能带来的健康风险，帮助个体做出最佳的健康行为选择，促进个体建立健康的生活方式和习惯。生活方式管理是健康管理策略的基础成分。在实践中，以下四种方法常用于促进人们改变生活方式：

(1)教育：传递知识，确立态度，改变行为。

(2)激励：通过正面强化、反面强化、反馈促进、惩罚等措施进行行为矫正。

(3)训练：通过一系列的参与式训练与体验，培训个体掌握行为矫正技术。

(4)营销：利用社会营销技术推广健康行为，营造健康大环境，促进个体改变不健康的行为。

2. 需求管理　通过向人们提供决策支持和自我管理支持，鼓励人们合理利用医疗服务。其目标是减少人们对昂贵的、非必要的医疗保健服务的使用。

3. 疾病管理　通过在整个医疗服务系统中为患者协调医疗资源，指导患者对疾病进行自我管理、自我监测，控制诊疗过程，采取综合干预措施，全面地、连续地医治疾病，提高患者的生活质量。

4. 灾难性病伤管理 通过对患者和家属的健康教育、综合疾病管理计划的制订、患者自我保健的选择和多学科小组的管理,使患者在临床、经济和心理上都能获得最优化结果。

5. 残疾管理 目的是降低工作地点残疾事故的发生率以及健康和经济的损失。其任务包括分析工作场所导致残疾的各种隐患,通过教育及早期干预减少残疾发生;已发生残疾的,根据伤残程度分别处理,以尽量减少因残疾造成的劳动和生活能力的下降。

6. 综合的人群健康管理 是指通过协调不同的健康管理策略,对个体提供更为全面的健康和福利管理。

(六)社区健康管理的实施

社区健康管理的实施一般包括以下 5 个步骤:

1. 社区居民的健康信息管理 健康信息的管理是健康管理的基础,健康信息的记录则形成健康档案。

2. 对居民健康状况进行评估和预测 在个人健康信息的基础上进行健康评估,包括生活方式、健康危险因素、疾病风险以及疾病并发症风险评估,分为健康、亚健康和疾病三种不同状态;并对不同人群进行分组,如高血压人群、血脂异常人群、肥胖人群和糖尿病人群等,从而有针对性地开展健康促进和疾病防治工作。

3. 针对不同人群设计健康干预目标和管理方案 与一般健康促进和健康教育不同的是,由于存在着个体、地域、社会、教育的差异,健康管理过程中的健康干预具有个性化的特点,即根据居民个人健康危险因素和健康趋势以及健康改善的目标,与居民个人和家庭共同制订健康管理计划,量身打造个性化健康改善计划。

4. 健康干预 通过实施个人和家庭健康计划,社区卫生服务人员针对不同危险因素提供改善生活方式、疾病防治以及自我管理等方面的健康指导,矫正不良生活方式,控制危险因素,积极合理治疗,改善和促进身体健康。

5. 动态追踪,效果评价 健康状况是随着年龄增长而不断发生变化的,不同阶段的健康信息能动态地反映出个人健康。

二、居民健康档案管理

居民健康档案是社区开展卫生服务不可缺少的工具,是居民健康管理过程规范和科学的记录。

(一)居民健康档案的种类

1. 个人健康档案 个人健康档案是指人从出生到死亡的整个过程中健康状况的发展变化情况以及所接受的各项卫生服务记录的总和。个人健康档案包括两部分内容:一是以问题为导向的健康问题记录;二是以预防为导向的记录。

2. 家庭健康档案 家庭是个人生活的主要环境之一,它影响到个人的遗传、生长发育以及疾病的发生、发展、传播及康复,与居民的健康息息相关。家庭健康档案是居民健康档案的重要组成部分,是以家庭为单位,记录其家庭成员和家庭整体在卫生保健活动中产生的有关健康基本状况、疾病动态、预防保健服务利用情况等的材料。

3. 社区健康档案　社区健康档案是记录社区自身特征和居民健康状况的资料库。其以社区为单位,通过入户居民卫生调查、现场调查和现有资料搜集等方法,收集和记录反映社区主要健康特征、环境特征,以及资料及其利用状况的信息,并在系统分析的基础上评价居民健康需求,最终达到以社区为导向,进行整体性、协调性卫生保健服务的目的。

(二)建立居民健康档案的目的及意义

(1)掌握社区居民基本情况和健康现状。

(2)便于正确理解社区个体、家庭和群体的健康问题。

(3)为社区预防提供依据。

(4)有利于做好社区动员。

(5)提供法律依据。

(6)为社区卫生教育和科研提供信息资料。

(三)建立居民健康档案的方法及注意事项

建立居民健康档案有两种最基本的方法,即个别建档和社区全面建档。此外,还需要政府的统计资料、现有的医疗登记资料、医疗工作日志、个人和家庭健康档案、社区调查资料等。建立居民健康档案的注意事项有:

1. 建档不可能一蹴而就　档案中的有些资料是相对表面的、稳定的,可以通过短时间的观察和了解下定论;而有些资料则需要通过长期的观察、分析、综合,才能做出全面、正确的判断;还有一些资料,如患者的隐私、家庭极力避讳的问题等,只能在一定的时机和建立信任的基础上才能获得;此外,有些资料还会不断地变化。因此,档案建立是一个连续、动态的长期过程。

2. 力求资料的客观性和准确性　医护人员遵守职业规范,采取严肃、认真、科学的态度,深入了解个人及其家庭情况,尽量在临床接触、家访、社区调查和测验中获得更多客观的资料。有些资料虽然是主观的,但也必须有一些比较客观的依据,力求准确。

3. 注意所收集资料的价值　影响健康的因素广泛存在,档案资料不可能面面俱到地记录,应有重点。但需注意的是,资料的重要性随家庭或个人所面临状况或问题的变化而变化。

4. 避免墨守成规　健康档案中所列出的基本项目并不能包括所有影响个人及其家庭健康的重要资料,在实际应用中还须根据具体情况及时添加一些重要项目。

(三)居民健康档案的建立及使用

1. 居民健康档案的建立　辖区居民到乡镇卫生院、村卫生室、社区卫生服务中心(站)接受服务时,由服务人员负责为其建立居民健康档案;通过入户服务(调查)、疾病筛查、健康体检等多种方式,由乡镇卫生院、村卫生室、社区卫生服务中心(站)组织服务人员为居民建立健康档案;已建立居民电子健康档案信息系统的地区应由乡镇卫生院、村卫生室、社区卫生服务中心(站)通过上述方式为个人建立居民电子健康档案,并发放国家统一标准的医疗保健卡;将医疗卫生服务过程中填写的健康档案相关记录表单,装入居民健康档案袋统一存放。农村地区可以家庭为单位集中存放保管。居民电子健康档案的数据存放在电子健康档案数据中心。

2.居民健康档案的使用　已建档居民到乡镇卫生院、村卫生室、社区卫生服务中心(站)复诊时,应持居民健康档案信息卡(或医疗保健卡),在调取其健康档案后,由接诊医生根据复诊情况,及时更新、补充相应记录内容;入户开展医疗卫生服务时,应事先查阅服务对象的健康档案并携带相应表单,在服务过程中记录、补充相应内容。已建立电子健康档案信息系统的机构应同时更新电子健康档案;对于需要转诊、会诊的服务对象,由接诊医生填写转诊、会诊记录;所有的服务记录由责任医务人员或档案管理人员统一汇总、及时归档。

(四)服务要求

(1)乡镇卫生院、村卫生室、社区卫生服务中心(站)负责首次建立居民健康档案、更新信息、保存档案;其他医疗卫生机构负责将相关医疗卫生服务信息及时汇总、更新至健康档案;各级卫生行政部门负责健康档案的监督与管理。

(2)健康档案的建立要遵循自愿与引导相结合的原则,在使用过程中要注意保护服务对象的个人隐私。建立电子健康档案的地区,要注意保护信息系统的数据安全。

(3)乡镇卫生院、村卫生室、社区卫生服务中心(站)应通过多种信息采集方式建立居民健康档案,及时更新健康档案信息,保持资料的连续性。

(4)统一为居民健康档案进行编码,采用17位编码制,以国家统一的行政区划编码为基础,以村(居)委会为单位,编制居民健康档案唯一编码。

(5)按照国家有关专项服务规范要求记录相关内容,记录内容应齐全完整、真实准确、书写规范、基础内容无缺失。各类检查报告单据和转、会诊相关记录应粘贴留存归档。

(6)健康档案管理要具有必需的档案保管设施设备。按照防盗、防晒、防高温、防火、防潮、防尘、防鼠、防虫等要求妥善保管健康档案。

(7)积极应用中医药方法为城乡居民提供中医健康服务,记录相关信息纳入健康档案管理。

(8)电子健康档案在建立完善、信息系统开发、信息传输全过程中应遵循国家统一的相关数据标准与规范。

(五)考核指标

(1)健康档案建档率=建档人数/辖区内常住居民数×100%。

(2)电子健康档案建档率=建立电子健康档案人数/辖区内常住居民数×100%。

(3)健康档案合格率=抽查填写合格的档案份数/抽查档案总份数×100%。

(4)健康档案使用率=抽查档案中有动态记录的档案份数/抽查档案总份数×100%。

注:有动态记录的档案是指1年内有符合各项服务规范要求的相关服务记录的健康

档案。

【导入案例评析】

1.本案例属于哪一种健康管理模式,并结合案例分析此种模式的要求?

A社区属于社区卫生服务机构的健康管理模式。以社区为基础的健康管理针对的是全人群,即包括健康人群、高危人群、慢性病患者等,因而这种模式的健康管理覆盖的人群范围较广,能够为广大居民提供基础的公共卫生和基本医疗服务。应针对该社区服务人群与环境特点开展健康管理服务,以节约健康劳动力资源、生产力可持续发展为目标,通过实施健康与生产力管理规划、个体健康自我管理培训项目、不良生活方式干预与健康促进等,来提高该社区居民的健康素养与健康自我管理能力,有效防控慢性病,降低疾病负担。

2.除了此种健康管理模式之外,还有哪些模式?

我国现有的健康管理模式主要有四种,即附属于医疗机构的健康管理模式、专业体检中心的健康管理模式、社区卫生服务机构的健康管理模式和第三方健康管理公司的服务模式。

3.结合案例分析社区健康管理的实施步骤。

(1)社区居民的健康信息管理:健康信息管理是健康管理的基础,健康信息的记录则形成健康档案。该社区主要从两个方面采集居民全面的个人信息,包括获取社区居民的健康档案数据和医疗机构诊疗数据,以及实现对个人各类生理指标数据的实时采集。这为全面收集记录居民个人及家庭每个成员的健康基本状况、疾病史、遗传史、疾病动态和预防保健以及心理、精神、社会环境、家庭关系、经济条件等信息提供了途径。

(2)对居民健康状况进行评估和预测:在个人健康信息的基础上进行健康评估,包括生活方式、健康危险因素、疾病风险及疾病并发症风险评估;并对不同人群进行分组,如高血压人群、血脂异常人群、肥胖人群和糖尿病人群等,从而有针对性地开展健康促进和疾病防治工作。该社区采用信息技术手段进行健康数据分析与健康评估,包括对健康状态评价和健康风险预测两个方面,并通过可视化分析图表、健康趋势图等将结果展现出来,自动生成健康评估报告,保证了信息的实时性。

(3)针对不同人群设计健康干预目标和管理方案:该社区依据不同人群特点,进行个性化健康干预计划的制订与实施,针对处于不同健康状态等级的人群,结合个人健康风险因素分析结果,提出个体化健康指导计划(包括膳食指导、运动指导、健康知识等)。

(4)健康干预:通过实施个人和家庭健康计划,社区卫生服务人员针对不同危险因素为居民提供改善生活方式、疾病防治以及自我管理等方面的健康指导。采取多种形式的行动来实现个人健康管理计划确定的目标,矫正不良生活方式,控制健康危险因素,积极合理治疗,改善和促进身体健康。该社区将管理方案分解为可执行的任务列表,落实到日常执行操作的任务点,有利于实现个人健康管理计划确定的目标。

(5)动态追踪,效果评价:该社区运用信息化技术,对社区居民进行动态跟踪和效果评价,实现对居民健康管理计划的执行情况和干预效果的追踪记录。

【能力和知识拓展】

《国务院办公厅关于推进分级诊疗制度建设的指导意见》(节选)

建立分级诊疗制度,是合理配置医疗资源、促进基本医疗卫生服务均等化的重要举措,是深化医药卫生体制改革、建立中国特色基本医疗卫生制度的重要内容,对于促进医药卫生事业长远健康发展、提高人民健康水平、保障和改善民生具有重要意义。

一、目标任务

到 2020 年,分级诊疗服务能力全面提升,保障机制逐步健全,布局合理、规模适当、层级优化、职责明晰、功能完善、富有效率的医疗服务体系基本构建,基层首诊、双向转诊、急慢分治、上下联动的分级诊疗模式逐步形成,基本建立符合国情的分级诊疗制度。

1. 基层首诊　坚持群众自愿、政策引导,鼓励并逐步规范常见病、多发病患者首先到基层医疗卫生机构就诊,对于超出基层医疗卫生机构功能定位和服务能力的疾病,由基层医疗卫生机构为患者提供转诊服务。

2. 双向转诊　坚持科学就医、方便群众、提高效率,完善双向转诊程序,建立健全转诊指导目录,重点畅通慢性期、恢复期患者向下转诊渠道,逐步实现不同级别、不同类别医疗机构之间的有序转诊。

3. 急慢分治　明确和落实各级各类医疗机构急慢病诊疗服务功能,完善治疗—康复—长期护理服务链,为患者提供科学、适宜、连续性的诊疗服务。急危重症患者可以直接到二级以上医院就诊。

4. 上下联动　引导不同级别、不同类别医疗机构建立目标明确、权责清晰的分工协作机制,以促进优质医疗资源下沉为重点,推动医疗资源合理配置和纵向流动。

二、以强基层为重点完善分级诊疗服务体系

(一)明确各级各类医疗机构诊疗服务功能定位

城市三级医院主要提供急危重症和疑难复杂疾病的诊疗服务。城市三级中医医院充分利用中医药(含民族医药,下同)技术方法和现代科学技术,提供急危重症和疑难复杂疾病的中医诊疗服务和中医优势病种的中医门诊诊疗服务。城市二级医院主要接收三级医院转诊的急性病恢复期患者、术后恢复期患者及危重症稳定期患者。县级医院主要提供县域内常见病、多发病诊疗,以及急危重症患者抢救和疑难复杂疾病向上转诊服务。基层医疗卫生机构和康复医院、护理院等(以下统称慢性病医疗机构)为诊断明确、病情稳定的慢性病患者、康复期患者、老年病患者、晚期肿瘤患者等提供治疗、康复、护理服务。

(二)加强基层医疗卫生人才队伍建设

通过基层在岗医师转岗培训、全科医生定向培养、提升基层在岗医师学历层次等方

式,多渠道培养全科医生,逐步向全科医生规范化培养过渡,实现城乡每万名居民有2~3名合格的全科医生。加强全科医生规范化培养基地建设和管理,规范培养内容和方法,提高全科医生的基本医疗和公共卫生服务能力,发挥全科医生的居民健康"守门人"作用。建立全科医生激励机制,在绩效工资分配、岗位设置、教育培训等方面向全科医生倾斜。加强康复治疗师、护理人员等专业人员培养,满足人民群众多层次、多样化健康服务需求。

(三)大力提高基层医疗卫生服务能力

通过政府举办或购买服务等方式,科学布局基层医疗卫生机构,合理划分服务区域,加强标准化建设,实现城乡居民全覆盖。通过组建医疗联合体、对口支援、医师多点执业等方式,鼓励城市二级以上医院医师到基层医疗卫生机构多点执业,或者定期出诊、巡诊,提高基层服务能力。合理确定基层医疗卫生机构配备使用药品品种和数量,加强二级以上医院与基层医疗卫生机构用药衔接,满足患者需求。强化乡镇卫生院基本医疗服务功能,提升急诊抢救、二级以下常规手术、正常分娩、高危孕产妇筛查、儿科等医疗服务能力。大力推进社会办医,简化个体行医准入审批程序,鼓励符合条件的医师开办个体诊所,就地就近为基层群众服务。提升基层医疗卫生机构中医药服务能力和医疗康复服务能力,加强中医药特色诊疗区建设,推广中医药综合服务模式,充分发挥中医药在常见病、多发病和慢性病防治中的作用。在民族地区要充分发挥少数民族医药在服务各族群众中的特殊作用。

(四)全面提升县级公立医院综合能力

根据服务人口、疾病谱、诊疗需求等因素,合理确定县级公立医院数量和规模。按照"填平补齐"原则,加强县级公立医院临床专科建设,重点加强县域内常见病、多发病相关专业,以及传染病、精神病、急诊急救、重症医学、肾脏内科(血液透析)、妇产科、儿科、中医、康复等临床专科建设,提升县级公立医院综合服务能力。在具备能力和保障安全的前提下,适当放开县级公立医院医疗技术临床应用限制。县级中医医院同时重点加强内科、外科、妇科、儿科、针灸、推拿、骨伤、肿瘤等中医特色专科和临床薄弱专科、医技科室建设,提高中医优势病种诊疗能力和综合服务能力。通过上述措施,将县域内就诊率提高到90%左右,基本实现大病不出县。

(五)整合推进区域医疗资源共享

整合二级以上医院现有的检查检验、消毒供应中心等资源,向基层医疗卫生机构和慢性病医疗机构开放。探索设置独立的区域医学检验机构、病理诊断机构、医学影像检查机构、消毒供应机构和血液净化机构,实现区域资源共享。加强医疗质量控制,推进同级医疗机构间以及医疗机构与独立检查检验机构间检查检验结果互认。

(六)加快推进医疗卫生信息化建设

加快全民健康保障信息化工程建设,建立区域性医疗卫生信息平台,实现电子健康档案和电子病历的连续记录以及不同级别、不同类别医疗机构之间的信息共享,确保转诊信息畅通。提升远程医疗服务能力,利用信息化手段促进医疗资源纵向流动,提高优质医疗资源可及性和医疗服务整体效率,鼓励二、三级医院向基层医疗卫生机构提供远程会诊、远程病理诊断、远程影像诊断、远程心电图诊断、远程培训等服务,鼓励有条件的地方探索"基层检查、上级诊断"的有效模式。促进跨地域、跨机构就诊信息共享。发展基于互联网的医疗卫生服务,充分发挥互联网、大数据等信息技术手段在分级诊疗中的作用。

三、建立健全分级诊疗保障机制

(一)完善医疗资源合理配置机制

强化区域卫生规划和医疗机构设置规划在医疗资源配置方面的引导和约束作用。制定不同级别、不同类别医疗机构服务能力标准,通过行政管理、财政投入、绩效考核、医保支付等激励约束措施,引导各级各类医疗机构落实功能定位。重点控制三级综合医院数量和规模,建立以病种结构、服务辐射范围、功能任务完成情况、人才培养、工作效率为核心的公立医院床位调控机制,严控医院床位规模不合理扩张。三级医院重点发挥在医学科学、技术创新和人才培养等方面的引领作用,逐步减少常见病、多发病复诊和诊断明确、病情稳定的慢性病等普通门诊,分流慢性病患者,缩短平均住院日,提高运行效率。对基层中医药服务能力不足及薄弱地区的中医医院应区别对待。支持慢性病医疗机构发展,鼓励医疗资源丰富地区的部分二级医院转型为慢性病医疗机构。

(二)建立基层签约服务制度

通过政策引导,推进居民或家庭自愿与签约医生团队签订服务协议。签约医生团队由二级以上医院医师与基层医疗卫生机构的医务人员组成,探索个体诊所开展签约服务。签约服务以老年人、慢性病和严重精神障碍患者、孕产妇、儿童、残疾人等为重点人群,逐步扩展到普通人群。明确签约服务内容和签约条件,确定双方责任、权利、义务及其他有关事项。根据服务半径和服务人口,合理划分签约医生团队责任区域,实行网格化管理。签约医生团队负责提供约定的基本医疗、公共卫生和健康管理服务。规范签约服务收费,完善签约服务激励约束机制。签约服务费用主要由医保基金、签约居民付费和基本公共卫生服务经费等渠道解决。签约医生或签约医生团队向签约居民提供约定的基本医疗卫生服务,除按规定收取签约服务费外,不得另行收取其他费用。探索提供差异性服务、分类签约、有偿签约等多种签约服务形式,满足居民多层次服务需求。慢性病患者可以由签约医生开具慢性病长期药品处方,探索多种形式满足患者用药需求。

(三)推进医保支付制度改革

按照分级诊疗工作要求,及时调整完善医保政策。发挥各类医疗保险对医疗服务供需双方的引导作用和对医疗费用的控制作用。推进医保支付方式改革,强化医保基金收支预算,建立以按病种付费为主,按人头付费、按服务单元付费等复合型付费方式,探索基层医疗卫生机构慢性病患者按人头打包付费。继续完善居民医保门诊统筹等相关政策。完善不同级别医疗机构的医保差异化支付政策,适当提高基层医疗卫生机构医保支付比例,对符合规定的转诊住院患者可以连续计算起付线,促进患者有序流动。将符合条件的基层医疗卫生机构和慢性病医疗机构按规定纳入基本医疗保险定点范围。

(四)健全医疗服务价格形成机制

合理制定和调整医疗服务价格,对医疗机构落实功能定位、患者合理选择就医机构形成有效的激励引导。根据价格总体水平调控情况,按照总量控制、结构调整、有升有降、逐步到位的原则,在降低药品和医用耗材费用、大型医用设备检查治疗价格的基础上,提高体现医务人员技术劳务价值的项目价格。理顺医疗服务比价关系,建立医疗服务价格动态调整机制。

(五)建立完善利益分配机制

通过改革医保支付方式、加强费用控制等手段,引导二级以上医院向下转诊诊断明确、病情稳定的慢性病患者,主动承担疑难复杂疾病患者诊疗服务。完善基层医疗卫生机构绩效工资分配机制,向签约服务的医务人员倾斜。

(六)构建医疗卫生机构分工协作机制

以提升基层医疗卫生服务能力为导向,以业务、技术、管理、资产等为纽带,探索建立包括医疗联合体、对口支援在内的多种分工协作模式,完善管理运行机制。上级医院对转诊患者提供优先接诊、优先检查、优先住院等服务。鼓励上级医院出具药物治疗方案,在下级医院或者基层医疗卫生机构实施治疗。对需要住院治疗的急危重症患者、手术患者,通过制定和落实入、出院标准和双向转诊原则,实现各级医疗机构之间的顺畅转诊。基层医疗卫生机构可以与二级以上医院、慢性病医疗机构等协同,为慢性病、老年病等患者提供老年护理、家庭护理、社区护理、互助护理、家庭病床、医疗康复等服务。充分发挥不同举办主体医疗机构在分工协作机制中的作用。

四、组织实施

(一)加强组织领导

分级诊疗工作涉及面广、政策性强,具有长期性和复杂性,地方各级政府和相关部门要本着坚持不懈、持之以恒的原则,切实加强组织领导,将其作为核心任务纳入深化医药卫生体制改革工作的总体安排,建立相关协调机制,明确任务分工,结合本地实际,研究制定切实可行的实施方案。

(二)明确部门职责

卫生计生行政部门(含中医药管理部门)要加强对医疗机构规划、设置、审批和医疗服务行为的监管,明确双向转诊制度,优化转诊流程,牵头制定常见疾病入、出院和双向转诊标准,完善新型农村合作医疗制度支付政策,指导相关学(协)会制定完善相关疾病诊疗指南和临床路径。发展改革(价格)部门要完善医药价格政策,落实分级定价措施。人力资源社会保障部门要加强监管,完善医保支付政策,推进医保支付方式改革,完善绩效工资分配机制。财政部门要落实财政补助政策。其他有关部门要按照职责分工，及时出台配套政策，抓好贯彻落实。

（三）稳妥推进试点

地方各级政府要坚持从实际出发，因地制宜，以多种形式推进分级诊疗试点工作。2015年，所有公立医院改革试点城市和综合医改试点省份都要开展分级诊疗试点，鼓励有条件的省（区、市）增加分级诊疗试点地区。以高血压、糖尿病、肿瘤、心脑血管疾病等慢性病为突破口，开展分级诊疗试点工作，2015年重点做好高血压、糖尿病分级诊疗试点工作。探索结核病等慢性传染病分级诊疗和患者综合管理服务模式。国家卫生计生委要会同有关部门对分级诊疗试点工作进行指导，及时总结经验并通报进展情况。

（四）强化宣传引导

开展针对行政管理人员和医务人员的政策培训，把建立分级诊疗制度作为履行社会责任、促进事业发展的必然要求，进一步统一思想、凝聚共识，增强主动性、提高积极性。充分发挥公共媒体作用，广泛宣传疾病防治知识，促进患者树立科学就医理念，提高科学就医能力，合理选择就诊医疗机构。加强对基层医疗卫生机构服务能力提升和分级诊疗工作的宣传，引导群众提高对基层医疗卫生机构和分级诊疗的认知度和认可度，改变就医观念和习惯，就近、优先选择基层医疗卫生机构就诊。

【实训与指导】

一、实训目标

1. 考查学生对社区健康管理的内容、策略、实施步骤，居民健康档案服务流程等基本知识的理解和掌握程度。

2. 训练运用不同方法，建立社区居民健康档案的基本能力。

二、实训内容与形式

案情 高血压社区健康管理的方式及实施效果

B社区对高血压患者采用社区健康管理模式进行了探索，并小范围实施，取得了较好的效果。社区健康管理实施过程如下：

1. 建立健康档案 全科医生和社区护士对患者基本资料进行了解，在考虑患者个体差异的基础上建立个人健康档案，并对患者潜在危险因素进行分析，制定具有针对性的护理措施，定期进行随访，认真记录干预前后的血压监测情况、生活习惯、生活方式以及诊疗情况等。

2. 构建健康管理小组 每组8~10人，每组由1名社区护士和1名全科医生负责，选择1名服药依从性高、理解能力强、热心、有责任意识的患者作为小组组长，对组内的所有患者进行监督和管理，并且根据全科医生的指导，定期组织小组成员参加健康知识讲座，开展各种教育活动,实现高血压患者的规范化管理。

3. 健康教育内容

(1)知识讲解:通过一对一交流、开展讲座等形式定期或不定期对患者进行健康教育;发放学习卡,课后收集知识掌握情况,并以其为依据及时对讲课内容进行调整。

(2)做保健操:发放保健操动作要领,每天由护士带领做操,其余时间患者在家中自行练习。

(3)生活方式干预:护士告知患者养成良好生活习惯的重要性,叮嘱合理安排日常饮食,做到低糖、低脂、低盐饮食,限酒戒烟;另外,制定针对性运动方案,如散步、打太极等。

(4)用药指导:护士耐心讲解药物名称、服药剂量、服药方法等,叮嘱患者严格按照医嘱服药,不能擅自停药、更改服药剂量等。

(5)心理护理:护士根据患者的心理特点,给予针对性护理干预,多与患者沟通交流,多安慰和鼓励,运用催眠暗示法、听音乐以及放松疗法等方式,控制负面情绪,保持良好的心理状态,从而减少高血压并发症。通过对高血压患者进行社区健康管理,患者的血压明显下降,且抑郁、焦虑的情绪减少,生活质量有所改善。

(案例来源:赵冰.高血压社区健康管理的方式及施行效果观察[J].中国卫生产业,2016,13(23):190-192.)

请思考并回答以下问题:

1.结合案例说明社区健康管理有哪些策略?

2.该社区是如何针对高血压患者特点开展健康管理的?

3.结合所学知识深入社区学习并实践,建立一份高血压患者的个人健康档案。

三、实训要领

1.学习和掌握案例分析涉及的本章主要知识。

2.检索并找出案例分析涉及的文献资料及其详细实施计划。

3.查找文献资料,必要时进行调查研究,了解目前我国社区健康管理的进展和意义。

四、成果要求和评分

1. 分组或独立完成　如果以分组形式完成,应当对案例分析过程实行任务分解,即分别以1名同学为主分段承担资料查找、案例分析和总结归纳、撰写书面报告等工作。研究过程应当在充分发挥所有成员同学主动性、积极性的基础上实现同学间的互助、交流和协作。

2. 提交书面报告　①分析部分的字数1000字左右,要求观点明确、说理清楚,既要讲清楚作为理由和依据的基本知识,更要针对案情事实进行分析并得出明确的结论。②每小组需提交一份高血压患者的个人健康档案,调查过程中遵守伦理原则,纪录全面且清晰。

3. 评分　分组完成的案例分析报告由组长根据小组成员在参与资料查找、小组讨论、案例分析、报告撰写、建立健康档案等过程中的贡献度进行初步评分,最后由老师根据评分规则打分。独立完成的案例分析报告由老师根据评分规则打分。

附件:书面作业

案例分析报告

1.结合案例说明社区健康管理有哪些策略?

_____

_____

_____

_____

2.该社区是如何针对高血压患者特点开展健康管理的?

_____

_____

_____

_____

3.结合所学知识深入社区学习并实践,建立一份高血压患者的个人健康档案。

_____

_____

_____

_____

第五章　家庭护理

教学资源

【学习目标】

1. 巩固　家庭的类型、生活周期、结构及功能,家庭护理的概念、目的、对象、内容,家庭护理程序,家庭访视的概念、目的、对象,家庭访视的类型及注意事项等主要知识点。

2. 培养　运用家庭护理程序为服务对象提供家庭护理的能力。

3. 拓展　灵活运用各专科知识和技能对家庭护理对象进行家庭访视。

【导入案例】

某家庭,丈夫李某,38 岁,为外资企业高管,妻子陈某,34 岁,为事业单位职工。婚后两人一直独立生活,恩爱有加。近日陈某产下一男婴,但分娩过程并不顺利,在经历 15 个小时的自然分娩后因头盆不称转为剖宫产。陈某分娩住院期间由丈夫、母亲、姐姐陪同,虽然有亲人的陪伴,但因乳头较短,婴儿吸奶困难,经常哭闹不安,又加上经历了分娩过程的痛苦,其情绪有些低落,出院后由从农村赶来的婆婆帮忙照顾其生活起居,照看孩子。婆婆张某,65 岁,身体健康。张某来后陈某的母亲觉得女儿有人照顾,就回到大女儿家接送 4 岁的外孙上学。因陈某与姐姐不在一个城市生活,距离较远,自出院后母亲和姐姐就没有再来探望。陈某与婆婆之前未曾在一起长期生活过,除节假日外很少来往,所以在饮食和卫生等各方面的生活习惯上存在很大的分歧,如婆婆为了省电、省煤气、省时间,每次做饭都做很多,导致家人经常吃剩饭,平时也不爱打扫家里的卫生,导致家里脏乱,坐月子基本上采用传统的方式,每天都给陈某准备高热量大补的食物,还要吃很多餐。陈某每次都难以下咽,而且因为饮食不均衡导致便秘,严重到便血。陈某希望婆婆将家里收拾得干净整洁,提供科学的月子餐,食物尽量新鲜,合理搭配,做到营养均衡。但张某不以为然,甚至认为这个陈某太难伺候。更让陈某难以接受的是婆婆照顾宝宝的方法。陈某坚持按育儿书上介绍的方法,张某坚持用老家传统的方法,如担心孩子长大后腿部弯曲畸形,用包被将孩子双腿包扎成蜡烛状,担心小孩子睡觉把头枕偏了,就把头周边都用被子围起来固定。在这些方面,婆媳之间经常发生争执,但张某也有自己的理由,她认为自己就是这样带大几个孩子的。每次吵架时丈夫李某都从中协商,但自己没有经验,也不懂怎么照顾产妇、婴儿,只能双方都安抚,有时候安抚不当,厚此薄彼,不但解决不了矛盾,反而使矛盾更加激化。

每天晚上陈某要多次起来给孩子喂水、喂奶、换尿布,加上腹部伤口疼痛、孩子哭闹、晚上睡不好,慢慢地变得难以入睡。李某因小孩子晚上吵自己没法休息,影响白天工作,所以就搬到客房去睡,每天下班回家看一眼妻子和儿子,就到客房玩手机、电脑,然后睡觉,致使陈某更加委屈,觉得自己就是所有人的奴隶。过度劳累加上严重缺乏睡眠,还有身体的种种不适,使其开始厌倦活下去。近1周来陈某不良情绪越来越严重,不与人交流,食欲不振,身体越来越虚弱,注意力不集中,反应缓慢、健忘,伴有失眠,甚至产生自杀的念头,同时担心自己死后在这个世界上没有人会好好照顾儿子,打算将他一起带走。

请思考并回答以下问题:

1.该家庭是否属于家庭护理对象?实施家庭护理的主要服务形式是什么?

2.该家庭的类型发生了什么变化?该家庭目前处于家庭生活周期的哪个阶段?该阶段的重要任务是否已完成?为什么?

3.该家庭的内部结构如何?

4.绘制案例中的家庭结构图。

5.根据评估收集到的资料列出该家庭的护理诊断。

6.根据家庭的护理诊断,制订出相应的护理计划。

【主要知识点】

一、家庭

(一)家庭的概念

狭义的家庭是指由具有法定血缘、领养、监护及婚姻关系的人组成的社会基本单位。广义的家庭超出了法定的收养关系和婚姻关系,强调家庭的社会关系,是指由两个或多个具有血缘、婚姻、情感、经济供养关系的个体组成的社会团体中最小的基本单位,是家庭成员间共同生活和彼此相依的处所。

(二)家庭特征

(1)家庭中有良好的交流氛围。

(2)促进家庭成员发展。

(3)能积极面对矛盾及解决问题。

(4)有健康的居住环境及生活方式。

(5)与社会联系密切。

(三)家庭的类型

1. 核心家庭 由夫妇及其未婚子女或收养子女组成的家庭。

2. 主干家庭 由父母、一个已婚子女及第三代人组成的家庭。

3. 联合家庭 由父母和几个已婚子女及其孙子女组成的家庭。

4. 其他家庭类型 单亲家庭、重组家庭、丁克家庭、空巢家庭。

(四)家庭的生活周期与发展任务

家庭与人一样也有生活周期和发展任务,家庭关系最初由一对新婚夫妇建立,最终以夫妇的谢世而终结。健康领域多应用美国杜瓦尔(Duvall)的家庭生活周期理论将家庭的生活周期分为 8 个阶段,每个阶段有不同的发展任务(表 5-1)。

表 5-1　杜瓦尔家庭发展任务及保健事项

阶段	平均长度 (年)	定义	重要发展任务
新婚	2	男女结合	夫妻相互适应与沟通,建立亲戚关系,协调性生活,计划生育,家庭计划
第 1 个子女出生	2.5	最大孩子介于 0～30 个月	父母角色适应,应对经济和照顾孩子的压力,协调因家庭成员增多而发生的冲突
有学龄前儿童	3.5	最大孩子介于 30 个月～6 岁	促进儿童的身心发展,使其社会化,维持良好的夫妻关系
有学龄期儿童	7	最大孩子介于 6～13 岁	教育孩子使其适应上学、社会化,防止意外事故发生
有青少年	7	最大孩子介于 13～20 岁	培养孩子的责任感,使孩子学会在自由与责任之间进行平衡,加强与孩子沟通,青少年性教育
有孩子离家创业	8	最大孩子离家至最小孩子离家	家庭生活的重新调整及适应,子女与父母的关系改为成人关系
空巢期	15	所有孩子离家至家长退休	巩固婚姻关系,适应夫妻二人生活,预防疾病,保持健康,做好退休的准备
退休	10～15	退休至死亡	适应退休后的生活及角色,适应健康状况的衰退,应对疾病、丧偶、死亡等多种变化

(五)家庭结构

家庭结构(family structure)是指家庭的组织结构和家庭成员间的相互关系,分为家庭外部结构和家庭内部结构。

1. 家庭外部结构　主要指家庭人口结构,即家庭的类型。

2. 家庭内部结构　指家庭成员间的互动行为,表现为家庭关系,包括以下四个方面:

(1)家庭沟通:指家庭成员之间在情感、愿望、需要以及信息、意见等方面进行交换的过程,通过语言和非语言的互动来完成。

(2)家庭权力:指一个家庭成员对家庭的影响力、控制权、支配权。家庭权力影响家庭的决策,主要有三种类型:①传统权威型;②情况权威型;③分享权威型。

(3)家庭价值系统:指家庭成员在所处的文化背景、宗教信仰和社会价值观的影响下所形成的一种特有的思想、态度和信念。家庭价值观决定着家庭成员的行为方式及对外界干预的反应。

(4)家庭角色:指家庭成员在家庭中所占有的特定身份。一般家庭角色依照在家庭中的责任进行分配,角色决定了家庭成员的行为,赋予他们在家庭和社会中应该执行的责任、义务和权利。

（六）家庭功能

家庭功能是指家庭本身所固有的性能和功用，包括情感功能、社会化功能、生殖养育功能、经济功能、抚养及赡养功能、健康照顾功能、休息和娱乐功能。

二、家庭护理

（一）家庭护理的概念

家庭护理（family nursing）是指社区护士以家庭为单位，与家庭及其成员有目的地进行互动，帮助家庭充分发挥健康潜能，预防、应对、解决家庭不同发展阶段的各种健康问题，以促进和维护家庭及其成员健康的活动。

（二）家庭护理的目的

（1）早防范、早治疗与遗传相关的健康问题。

（2）有效控制疾病的发生、发展与传播。

（3）促进儿童的生长发育。

（4）促进疾病的康复。

（三）家庭护理的对象

1. 有健康问题的家庭及家庭成员　家庭中有出院后需继续治疗的患者、处于康复期的患者、在家休养的慢性病患者及临终患者等，需要社区护士提供治疗护理、康复护理、临终护理等内容。

2. 有重点保健人群的家庭及家庭成员　家庭中有妇女、儿童、老年人等社区重点保健人群需进行孕产妇保健、新生儿保健、婴幼儿保健、老年人保健。

3. 有传染病患者的家庭及家庭成员　家庭中有传染性疾病患者，社区护士需做家庭访视，避免家庭成员感染。

4. 有精神病患者的家庭及家庭成员　家庭中有存在精神障碍但处于稳定期的患者，社区护士应定期随访，进行心理疏导，并对家属及照顾者提供指导。

5. 具有疾病高危因素的家庭及家庭成员　家庭中存在某种危险性高的疾病，社区护士应指导家庭在早期进行防范，并定期进行体检，做到早发现，早治疗。

（四）家庭护理的内容

1. 为家庭成员提供医疗、护理及保健服务　社区护士为患者及其家属提供有关疾病、护理的知识和技术以及相应的保健指导，督促他们掌握与疾病相关的基础知识，指导患者及家属相应的护理操作，并说明可能会遇到的问题以及解决问题的方法。

2. 为有传染病患者的家庭提供控制传染病的知识和技能　社区护士定期上门了解状况，协助消灭病原体，切断传播途径，指导家庭成员学习消毒方法及各类防护技术等。

3. 为有精神病患者的家庭提供心理指导　社区护士定期随访，对患者进行心理疏导，并指导家属及照顾者为其提供心理指导,鼓励其参加社区及社会活动。

4. 协助家庭成员提高心理和社会适应能力　社区护士应了解家庭所处的发展阶段及其发展任务,协助家庭成员自身调节和改变角色功能,满足家庭成员各发展阶段的心理、社会需要。

5. 协助家庭成员建立或维持健康的环境和生活方式　针对家庭各成员的具体情况,向其讲述存在的不健康的行为及危害健康的因素、造成的原因等,帮助改善不利于健康的环境和生活方式。

6. 协助家庭利用健康资源　社区护士了解家庭与社会组织(社会支持性团体、社会福利机构等)和他人(亲属、朋友、邻里、同事等)之间的关系,找出可以寻求和利用的家庭资源,提供有关资源的信息,以解决家庭的健康问题。

7. 协助家庭参与社区活动　经常举办健康知识讲座,开办各种俱乐部,进行必要的急救知识和技能的培训等。社区护士应向家庭提供这些活动的信息并鼓励家庭参与。

三、家庭护理程序

家庭护理程序是运用护理程序为家庭提供护理的方法。社区护士通过家庭评估判断家庭健康问题,进行家庭护理诊断,制订和实施家庭护理计划,评价护理效果,并根据评价效果做出必要的修正,最终达到解决家庭问题、维护和促进家庭健康的目的。

(一)家庭护理评估

家庭护理评估(family nursing assessment)是为确定家庭存在的健康问题和确定解决这些问题的家庭优势而收集主观和客观资料的过程。社区护士可利用家庭护理理论模式及相应的评估工具进行评估,也可以结合该社区具体情况进行。

1. 家庭护理评估内容　家庭护理评估的内容有家庭一般资料、家庭的发展阶段、家庭结构、家庭功能等。

2. 常用评估工具　常用家庭结构图、家庭社会关系图、家庭功能及社会支持度评估工具等进行评估。

(1)家庭结构图:以家谱的形式提供整个家庭的构成、家庭的信息(重要的生活事件、社会问题、健康问题、文化宗教)以及家庭成员之间关系的图示,从而迅速了解家庭的构成及家庭中的高危人群,确定有健康问题或疾病的家庭成员,判断家庭现存和潜在的危险因素。家庭结构图常由三代及以上的家庭成员信息组成,包括配偶双方家庭的所有成员。家庭结构图上根据需要可在符号的下面或侧方标注家庭成员的基本信息,也可标注家庭的危险因素、家庭的优势、家族遗传性疾病等。

(2)家庭社会关系图:家庭社会关系图描述了家庭成员间、成员与外界环境之间的关系,是家庭情况的概括。根据提供的信息帮助护士完整、整体地认识家庭的基本情况,确定家庭的优势,需要解决的冲突,可以寻求和利用的家庭资源以及与社区的联系等。

(二)家庭护理诊断

家庭护理诊断(family nursing diagnosis)是根据评估收集的资料,判断家庭存在的健康问题,确定需要提供护理服务内容的过程。

1. 基本步骤

(1)确定家庭健康问题:在进行家庭护理评估后,社区护士对收集的资料进行归纳和分类整理,并进行分析,判断哪些问题需要并能通过护理的干预解决,哪些问题需要其他专业人员来解决,哪些问题家庭能够自己解决。对护理干预能解决的健康问题,提出护理诊断。

(2)确定护理诊断并排序:提出护理诊断后,社区护士从整体的角度预测家庭健康问题的结果和护理干预的成功点,使护理的目的更明确。预测有以下几种方式:①预防潜在的问题;②减轻问题;③防止问题恶化;④解决问题。根据问题的严重程度,按由重到轻、由急到缓的原则对护理诊断进行排序。

2. 常用的家庭护理诊断 护理诊断的陈述可用 PE 公式(家庭问题＋原因)或 PES 公式(家庭问题＋原因＋主客观资料)等方式进行陈述。

(三)家庭护理计划

家庭护理计划(family nursing planning)是以家庭护理诊断为依据,结合家庭日常生活情况,充分发挥家庭资源优势解决健康问题的蓝图。其内容包括建立目标(短期目标和长期目标)、拟订护理措施、建立评价标准和评价方法。

1. 制订家庭护理计划的原则

(1)社区护士让每个家庭成员都参与计划的制订,并尊重家庭成员的意见。

(2)根据家庭的具体情况制订相应的护理计划。在制订护理计划时充分考虑相关因素,力求计划切实可行。

(3)计划制订应考虑到社区服务机构及工作人员的共同参与,充分利用可利用的资源。

2. 基本步骤

(1)确定护理目标:针对家庭护理诊断确定预期目标,包括长期目标和短期目标。长期目标是指家庭和护士希望实现的最终目的,而短期目标是指为实现长期目标在几天、几周或几个月内实现的子目标。目标确立应符合 SMART 原则。目标确立之前应与家属进行讨论,并不断进行调整,最终确定一个有效的目标。

(2)制订家庭护理计划:家庭护理计划应包括为实现预期目标采取的最佳干预策略,如时间、地点、具体护理措施,落实家庭可利用的资源,可参照 4W1H 或 RUMBA 原则。

(四)家庭护理实施

家庭护理实施(family nursing implementation)是将家庭护理计划付诸行动的过程。为保证此过程能顺利完成,往往需要充分利用家庭资源,由相关人员共同执行,包括家庭成员、社区护士、其他健康小组成员、家庭社会关系网中的其他人员等。主要的实施者和责任者是家庭成员,其他人员主要是提供信息、指导和帮助。

（五）家庭护理评价

家庭护理评价（family nursing evaluation）贯穿于家庭护理活动的全过程，包括过程评价和结果评价。

1. 过程评价　是对家庭护理的评估、诊断、计划、实施等不同阶段分别进行评价的过程，根据评价结果随时修改各阶段的计划和内容。

2. 结果评价　是评价家庭在接受护理干预后的效果，将效果与预期目标作比较、判断，评价解决问题的程度。根据家庭存在的问题，预期目标可涉及家庭及家庭成员两个方面的评价。

四、家庭访视

（一）家庭访视的概念

家庭访视（home visit）简称家访，是指为了维持和促进个人和家庭的健康，为访视对象及其家庭成员提供的护理服务活动，是家庭护理的主要服务形式。

（二）家庭访视的对象

家庭访视的对象应首先满足下列家庭：①老年人的家庭；②慢性病患者家庭（高血压、糖尿病及肿瘤等），尤其是活动不方便的慢性病患者家庭；③精神病患者家庭及需要康复指导的残疾人家庭；④具有遗传性危险因素的家庭；⑤急需保健指导的家庭，如产前、产后需要健康指导的家庭；⑥健康问题多发家庭。

（三）家庭访视的类型

1. 预防性家庭访视　目的是健康促进及预防疾病，主要用于妇幼保健方面的家庭访视与计划免疫等。

2. 评估性家庭访视　目的是对服务对象的家庭进行评估，常用于有家庭危机或健康问题的家庭以及年老、体弱、残疾的家庭。

3. 连续照顾性家庭访视　目的是为老年人及患者提供连续性的照顾，定期进行家访。常用于有老年人，患有慢性疾病或需要康复护理者的家庭，患有精神疾病需要疏导者的家庭，行动不便、临终患者等的家庭。

4. 急诊性家庭访视　目的是对患者出现的临时问题或紧急情况提供护理或帮助。

（四）家庭访视的过程

1. 访视前准备

（1）确定访视对象：根据情况选择访视对象，并安排好访视的优先顺序。

（2）确定访视目的及计划：初次访视前应查询家庭健康档案等资料，获取家庭的健康相关信息，结合家庭的需求，确定访视的目的，制订访视计划。对需要连续性访视的家庭，访视前应了解访视记录及相关信息，明确访视目标，并依据目标评价结果，对计划进行调整。

(3)准备访视用品:包括基本用品和根据访视目的以及家庭的具体情况增设的访视用品。

(4)联络访视及路线安排:访视之前可通过电话与家庭预约。根据访视对象健康问题的优先顺序安排访视路线,如在同等情况下,应尽量节约交通时间,由远而近或由近及远进行访视。

(5)访视备案:社区护士出发访视前,应在单位留下访视家庭的户名、访视目的、家庭地址、路线、联系方式、出发时间、预计返回时间等,以便有特殊情况发生时能尽快取得联系。

2.访视阶段

家庭访视分为初次访视和连续性访视。初次访视的目的是与家庭建立良好的关系,获取基本资料,确定家庭健康问题。连续性访视是社区护士对上次访视计划进行评价和修订后制订下次访视计划并按新计划提供护理。'

(1)确定关系:初次访视,社区护士要向访视对象做简单的自我介绍,告知本次访视的目的、所提供的服务以及所需时间等。

(2)评估:对访视对象、其他家庭成员以及家庭进行评估,掌握家庭存在的问题或自上次访视后的变化情况。

(3)计划:根据评估结果和家庭的意见与访视对象共同制订护理或调整计划,提高访视对象主动参与的积极性,使护理计划更适合访视对象。

(4)实施护理干预:进行健康教育或护理操作,操作过程中严格遵循无菌技术原则和消毒隔离制度,操作结束时整理用物,洗手。

(5)简要记录访视情况:在访视过程中要对收集到的资料、实施的护理措施进行简要记录。

(6)结束访视:结束访视时应核查访视内容,并确认有无被遗漏的健康问题,征求对这次访视的意见。双方协商是否需要再次访视,如果需要,确定下次访视的时间和内容。为访视对象留下联系方式,以便有问题随时咨询。

3.访视后工作

(1)检查、整理、消毒使用过的物品,并及时补充访视包内的物品。

(2)记录本次访视的相关情况,并做好阶段性总结。

(3)通过分析家访收集的资料,判断家庭新出现的问题以及问题的改善情况,提出解决问题的策略和方法,根据需要修改并完善护理计划。

(4)与其他相关工作人员交流访视对象的情况,并为服务对象做转诊安排。

(五)家庭访视的注意事项

(1)仪表符合社区护士形象,态度稳重大方、合乎礼节,保守访视对象的秘密。

(2)访视不宜在太早、太晚、吃饭或会客时间进行,每次以30~60分钟为宜。

(3)社区护士与家庭双方要明确收费项目与免费项目。

(4)护士在家访过程中应注意人身安全,能正确处理突发情况。

【导入案例评析】

1.该家庭是否属于家庭护理对象? 实施家庭护理的主要服务形式是什么?

该家庭有社区重点保健人群产妇、新生儿,属于家庭护理的对象。主要的服务形式为家庭访视。

2.该家庭的类型发生了什么变化? 该家庭目前处于家庭生活周期的哪个阶段? 该阶段的重要任务是否完成? 为什么?

该家庭由原来的核心家庭转为主干家庭。按照美国杜瓦尔的家庭生活周期理论,该家庭正处于生活周期的第2个阶段,即"第1个子女出生"时期。家庭没有完成该阶段任务,即父母角色适应,应对经济和照顾孩子的压力,协调因家庭成员增多而发生的冲突。从该家庭的情况来看父母尤其是父亲还没有适应新的角色,无力应对照顾新生儿的任务,家庭也无法调解婆媳之间因生活习惯、育儿方式不同而产生的矛盾。

3.该家庭的内部结构如何?

家庭内部结构指家庭成员间的互动行为,表现为家庭成员间的相互关系。从目前来看该家庭成员间的关系并不和谐,主要表现在因生活环境、受教育程度等多方面的差异导致婆媳之间价值观不同,婆婆思想保守、观念陈旧、生活节俭,导致双方在生活习惯、健康观念、育儿方式等方面均产生不同的意见,且没能进行有效沟通。而作为丈夫的陈某,因对产妇和育儿等相关知识的缺乏,不能体谅媳妇分娩后身心都处于相当敏感和疲惫的状态,没能照顾好媳妇的情绪,分担照护婴儿的责任,没能采用合适的沟通方式让母亲改变原来的一些观念,也没能让媳妇以宽容的心态理解母亲的一些不合心意的做法,从而导致家庭矛盾不能化解,造成产妇情绪低落,不与人交流等一系列抑郁症状,并产生自杀的念头。

4.案例中的家庭结构如图 5-1 所示。

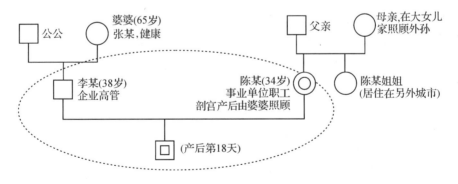

图 5-1 家庭结构图

5.根据评估收集到的资料列出该家庭的护理诊断。

家庭护理诊断的陈述可用 PE(家庭问题+原因)方式或 PES(家庭问题+原因+主客观资料)等方式陈述。

诊断1 家庭问题(P):家庭应对无效。

原因(E)：婆媳观念不同、照顾产妇和新生儿知识缺乏、家庭缺乏有效沟通等。

主客观资料(S)：婆婆张某采用传统坐月子的方式以大补食物为主，陈某希望婆婆采用科学的月子餐，食物尽量新鲜，合理搭配，做到营养均衡；在照顾新生儿方面陈某坚持按育儿书上介绍的方法，婆婆坚持老家传统的方法；每次婆媳争吵，丈夫都从中协商，但因自己不懂如何照顾产妇和新生儿，只能双方都安抚，有时候安抚不当、厚此薄彼，不但解决不了矛盾，反而使矛盾更加激化。

诊断2　家庭问题(P)：家庭成员(产妇及新生儿)有受伤害的危险。

原因(E)：产妇陈某分娩不顺导致的痛苦、婆媳之间的矛盾以及丈夫没能照顾好产妇的情绪、不能分担照护婴儿的责任等。

主客观资料(S)：在经历15个小时的自然分娩后转剖宫产，又因乳头较短，婴儿吸奶困难，经常哭闹不安，陈某的情绪低落；婆媳经常在饮食、照顾婴儿方面发生争执；丈夫搬到客房睡觉，每天下班回家看一眼妻子和女儿，自己就到客房玩手机、电脑；陈某觉得自己就是所有人的奴隶，开始厌倦活下去，情绪低落，不与人交流，食欲不振，身体越来越虚弱，反应缓慢、健忘、失眠，甚至产生自杀的念头，打算将孩子一起带走。

6.根据家庭的护理诊断，制订出相应的护理计划。

(1)确定护理目标：①长期目标：家庭成员和谐相处，身心得到健康发展。②短期目标：一周内产妇、新生儿能够得到科学的照护；一个月内产妇情绪稳定，能配合护理人员及家人采取有效的应对措施，恢复生理、心理的正常。

(2)制订家庭护理计划：①第2天请心理医生或者精神科医生到产妇家里进行诊疗，并采用心理量表协助判断产妇是否患有产后抑郁症。根据产妇情况请心理医生给予相应的治疗，并对家属进行健康宣教。②访视当天请李某与陈某的母亲及姐姐联系，协商是否能够来照顾女儿及外孙。③访视当天请李某与陈某同事或朋友联系，让其帮助陈某度过心理危机，通过他们的交流让陈某能够宣泄、抒发自身的感受，感到被支持、理解，并从正面给予引导。④第3天，请权威的妇产科医生对家庭进行产后康复及育儿知识宣教，使李某及其母亲理解产妇由分娩带来的生理及心理变化，掌握如何科学地照顾产妇及新生儿的知识，改变以往不合理的做法。⑤与李某协商，是否请专业月嫂或者家政人员帮助。⑥让李某与自己母亲关系好的亲戚、朋友联系，让他们与母亲交流，向母亲介绍与媳妇如何相处，如何照护产妇及新生儿，同时也让陈某能够宣泄，缓解其心理压力。⑦向家庭成员介绍沟通交流方法，促使其进行有效沟通。

【能力和知识拓展】

国内居家护理现状分析及对策

一、居家护理概念

居家护理是适应大众需求的一种主要的社区护理工作方法，是住院的一种补充形式，在提高社会效益和经济效益方面发挥着重要的作用。由此,要求护士从业者进入患者的家庭提供医疗服务,了解患者的需求,通过合理运用护理程序,使患者在家中也能得到连续性的治疗和康复。

二、居家护理现状

(一)居家护理的形式

一种是在大医院门诊设立的(延伸护理中心),依托医院资源,派护士到出院回家仍需特殊护理的患者家里提供护理服务。另一种是社区卫生服务中心提供的居家护理,依托社区卫生资源,派社区护士为社区居民及出院患者提供护理服务。

(二)居家护理的需求

随着老龄化进程的加速,慢性病患者的增多,出院患者缺乏专业护理知识和人员,导致病情再次反复的情况增多,居家护理越来越受重视。有关调查显示,大部分出院患者、照顾者和社区老年人对居家护理的需求程度高,主要包括出院后专业的护理需求和居家养老照护需求,居家护理的开展势在必行。

(三)居家护理的内容

服务内容包括专业人员提供的专业服务,如注射、伤口护理、管道护理、康复训练、心理指导等,非专业人员提供的日常生活照顾,如洗衣、做饭等。

(四)居家护理人员

护理人员分为正式和非正式护理者,正式护理者主要为社区护士和临床护士,提供专业化的护理;非正式护理者主要为家人和亲属,提供生活照顾。

三、现存问题分析

(一)居家护理服务体系不成熟

目前,我国的居家护理还是综合医院、社区卫生服务机构各自独立进行的,两者没有必然联系,均未考虑到人力、物力资源整合利用,未形成两者共同完成居家护理的管理体系。

(二)居家护理人力资源不足

居家护理人员综合素质低:一方面,相对于居家护理的高要求,社区护士不仅数量严重不足,而且其学历以大中专为主,职称偏低,普遍存在知识老化情况,社区卫生服务相关知识与技能相对缺乏,能力有限,他们在完成本职工作的同时承担居家护理,负担过重;另一方面,非正式照护者专业知识有限,大多数属于弱势人群,照护任务重,进而会降低照护质量。

(三)居家护理服务内容不全面

目前,家庭护理开展多局限于护理技术服务,心理护理、教育支持、健康促进、健康维护与疾病预防等项目尚未充分开展,不能充分满足人民群众的多元化需求。

四、对策

(一)构建综合医院与社区卫生服务机构联动的居家护理服务体系

通过政策支持,使综合医院护士与社区护士联合工作,多数居家护理工作由社区护士解决,少数疑难问题由综合医院护士指导解决,实现居家护理与医院护理和社区护理的无缝转接,共建居家护理服务体系。

(二)加强居家护理队伍建设

一方面,通过政策支持、学校引导,鼓励高校毕业生投入到居家护理实践中;另一方面,综合医院护士与社区护士建立居家护理服务质量层级管理模式,定期指派社区护士去综合医院培训学习。同时,社区护士对综合医院护士的工作进行反馈,共同改进,提升综合素质。

(三)完善居家护理服务内容

居家护理的内容不应只局限于技术服务,也应包含疾病的一级、二级、三级预防,在提供专业服务的同时更加注重心理及个性化要求等服务内容,使服务内容集专业的预防、治疗、康复、护理服务和非专业的社会服务于一体,从而满足广大人民群众的多元化需求。

通过共建综合医院与社区卫生服务机构的居家护理体系,提升居家护理人员的综合素质,拓展护理服务领域来逐步建立和完善"以机构为支撑、居家为基础、社区为依托"的长期护理服务体系,促进居家护理的发展,更好地服务广大人民群众。

(案例来源:田艳妮,石贞仙.国内居家护理现状分析及对策[J].全科护理,2015,13(4):304-305.)

【实训与指导】

一、实训目标

1.考查学生对家庭的类型、结构、功能,家庭护理的概念、对象、程序等基本知识的理解和掌握程度。

2.运用家庭护理评估工具收集家庭健康相关资料,确定家庭护理诊断。

二、实训内容与形式

案情　张大妈,69岁,5个月前发生脑栓塞,在神经内科治疗1个月后病情已基本稳定,意识清醒,存在左侧肢体瘫痪、以卧床为主、不能坐起、进食困难、语言含糊、说话声音偏小、吐字不清楚、大小便控制困难等症状。后转到康复科进行康复治疗,经过3个月的治疗后,在康复师的协助下能迈步行走,在床上扶起后能坐,但需人扶持。目前张大妈能自行进食软质饮食,但速度较慢,经常洒落身上,大小便基本能控制。

张大妈出院后由其大女儿王某照顾。大女儿王某,43岁,原为企业工人,自张大妈生病后就辞去工作照顾母亲。张大妈晚上睡觉时因不能自己翻身,长时间保持一种姿势,使其身体非常不舒适,又担心晚上尿床,所以每隔1~2个小时就喊女儿起床,让其将自己扶起来,在床上坐会儿或者协助排尿。每次排尿量非常少,有时并没有尿,母女俩每晚要起床5~7次,睡眠质量受到很大影响。张大妈白天经常睡觉。王某在母亲不睡觉的时候需协助其坐起、翻身、行走,但在帮助母亲活动时不知如何让母亲配合用力,几乎所有的重力都压在自己身上。同时,张大妈依赖性很强,不主动做其力所能及的事情,所有的事情都等待王某做。王某每天要帮助张大妈洗脸、洗手、穿衣服、喂饭等,非常辛苦。因不懂如何协助进行康复锻炼,故张大妈活动量日益减少,身体活动能力逐渐下降,精神状态也逐渐变差。王某除了要照顾母亲外,还要接送儿子上学,为儿子的学习烦心。王某的儿子很调皮,不听话,学习不主动,成绩也很差,因此王某每天抽出时间督促其学习、写作业等。王某白天晚上都得不到充分的休息,近期出现腰痛、肩痛和头痛,同时感到生活暗淡、烦躁和苦恼,自己有些承受不了,于是来社区卫生服务中心寻求帮助。据王某陈述,住院期间张大妈的一切治疗和护理工作都是医护人员完成的,虽然出院时康复师对其进行了康复训练指导,但过于简单,不够详细具体,导致现在不清楚如何照顾张大妈,帮助张大妈康复,感觉自己一人难以应付照顾母亲及应对家庭事务的重任。王某有个妹妹,已结婚,夫妻双方均为事业单位职工,但远在另一个城市工作,平时工作也较忙,没有时间来照顾张大妈。父亲王某,现在70岁,照顾张大妈有些吃力,而且脾气暴躁,对照顾张大妈缺乏耐心。大女儿王某既害怕父亲辛苦,又担心母亲得不到好的照顾,所以尽管辛苦还是坚持。大女儿王某的丈夫工作很忙,经常出差,而且因王某辞去工作而心里不平衡,所以平时不仅不能协助照顾张大妈,而且经常闹情绪。

请思考并回答下列问题:

1. 请以照护者王某为中心画家庭结构图,并判断家庭的类型。

2. 根据所提供资料列出家庭的健康问题,并为其制订家庭护理计划。

3. 该家庭所面临的主要问题对我国发展连续性护理照顾模式(慢性病、疾病恢复期出院回归家庭后得到延续治疗护理)有哪些启示? 阐述实施过程中可能存在的问题,并提出未来发展方向。

三、实训要领

1. 阅读案例所提供的信息,评估家庭的基本情况、危及家庭健康的问题、家庭可利用的资源等。

2. 学习和掌握案例分析涉及的本章主要知识。

3. 通过查找文献资料以及有关政策文件,分析我国发展连续性护理照顾模式可能存在的问题及其对策。

四、成果要求和评分

1. 分组或独立完成　如果以分组形式完成,应当对案例分析过程实行任务分解,即分别以 1 名同学为主,分段承担资料查找、案例分析和总结归纳、撰写书面报告等工作。研究过程应当在充分发挥所有成员同学主动性、积极性的基础上,实现同学间的互助、交流和协作。

2.提交书面报告 第 3 题分析部分的字数在 1300 字左右,要求观点明确、说理清楚,既要讲清楚作为理由和依据的基本知识和法律规定,更要针对案情事实进行分析并得出明确的结论。

3.评分 分组完成的案例分析报告由组长根据小组成员在参与资料查找、小组讨论、案例分析、报告撰写等过程中的贡献度进行初步评分,最后由老师根据评分规则打分。独立完成的案例分析报告由老师根据评分规则打分。

附件:书面作业

案例分析报告

1.请以照护者王某为中心画家庭结构图,并判断家庭的类型。

2.根据所提供资料列出家庭的健康问题,并为其制订家庭护理计划。

3.该家庭所面临的主要问题对我国发展连续性护理照顾模式(慢性病、疾病恢复期出院回归家庭后得到延续治疗护理)有哪些启示? 阐述实施过程中可能存在的问题,并提出未来发展方向。

第六章　社区儿童与青少年保健

教学资源

【学习目标】

1.巩固　社区儿童与青少年各年龄期的保健要点、新生儿访视的时间和内容等主要知识点。

2.培养　为社区儿童与青少年提供保健、护理服务和解决相关问题的基本能力。

3.拓展　灵活运用儿童与青少年社区保健相关知识,并提出改进措施的能力。

【导入案例】

案例1　新生儿访视

陈某,女,20岁,籍贯湖北黄冈,初中学历。初产妇,足月顺产女婴一名,健康。产后第4天出院,出院后第1天社区护士主动联系陈某。

社区护士:您好,我是××社区卫生服务中心。您12月份在我这办过一个母子健康档案,还记得吗?

陈女士:对。

社区护士:我想问一下,宝宝生了吗?

陈女士:已经生了。

社区护士:几号生的?

陈女士:7月29号生的。

社区护士:您现在在哪个区坐月子呢?

陈女生:现在在××区。

社区护士:有大夫上门访视吗?

陈女士:还没有。

社区护士:那明天我们上门看看您和孩子,请问您方便么?

陈女士:方便的,谢谢您啊。

社区护士:不客气,再见。

社区护士对陈某的家庭环境进行了评估,发现环境较差,物品摆放凌乱,空气不流通,一家4口(产妇、产妇丈夫、婆婆和新生儿)居住在不足20m²的出租屋内。新生儿体格检查与评估:女婴,出生体重2.9kg,身长50cm,阿氏评分10分,精神状态好,经常哭闹,体温37.3℃,脉搏为130次/分,呼吸为40次/分。婴儿大小便正常,全身皮肤、巩膜轻度黄染,右耳瘀黑,颈部有少许红疹,颈部、会阴部涂有较多滑石粉,胸部可触两小乳房结节,脐部可见脓性分泌物,会阴部见明显尿布疹。产妇主诉:一侧乳房胀痛,哺乳困难。

请思考并回答以下问题:

1. 请阐述新生儿访视的频率和内容。

2. 该名女婴存在哪些健康问题?

3. 作为一名社区护士,你将采取什么样的护理措施?

案例 2　婴儿意外死亡

高某夫妇 3 个月前喜得贵子,全家上下因为小家伙的到来而高兴不已。随着气温的降低,家里人担心孩子着凉,一件又一件地给孩子添加衣物,连睡觉时都穿着厚厚的毛衣。11 月末孩子出现了咳嗽、流清鼻涕的症状。以往孩子都会独自睡在小床上,可现在着凉了,最近夜间温度又比较低,当晚高某夫妇决定让孩子睡在他们中间。到了睡觉时间,小家伙不仅没有睡意,还哭闹不止,满身大汗。安抚之后,孩子渐渐进入梦乡。虽然孩子身上的汗没断过,但睡得很沉,一夜都没有醒。第二天早上起来,家人发现孩子精神不太好,高烧不退。爷爷奶奶想着孩子发烧了,又给孩子裹了厚厚几层衣服,以为捂捂烧就退了。可到了晚上 7 点,孩子仍旧高烧不退,而且怎么都叫不醒,呼吸微弱,家人赶紧抱着孩子往医院赶。检查发现,孩子神志清楚,但是眼神呆滞,且面色苍白、呼吸微弱、高热,并不时伴有抽搐的情况。孩子由于大量出汗,又没有补水已有脱水症状,脑血流量减少,脑组织缺血缺氧,又由于孩子太小,捂热时间过长,导致多脏器功能衰竭、多器官弥漫性出血,最终抢救无效,不幸离开了人世。

请思考并回答以下问题:

1. 该名婴儿的死亡原因是什么?

2. 如何预防该类婴幼儿意外伤害事故?

【主要知识点】

一、社区儿童及青少年保健的概念

社区儿童及青少年保健是指社区卫生服务人员基于儿童、青少年不同时期的生长发育特点,以解决健康问题为核心,依据促进健康、预防为主、防治结合原则,采取有效的干预措施,满足其健康需求,提高儿童及青少年生活质量,降低发病率及死亡率,保护和促进身心健康和社会适应能力,保障儿童及青少年权利。

二、社区新生儿期保健

(一)发育特点

出生后脐带结扎至生后 28 天内称新生儿期。这一时期新生儿抵抗力弱,生理调节功能尚不成熟,抗感染能力弱,易患各种疾病,且病情变化快,死亡率高。特别是出生后一周内的发病率和死亡率最高,因此出生后 1 周内的保健非常重要。

(二)新生儿家庭访视

1. 新生儿访视次数　《新生儿访视技术规范》中指出,正常足月新生儿访视次数不少于 2 次。

(1)首次访视:在出院后 7 日之内进行。如发现问题应酌情增加访视次数,必要时转诊。

(2)满月访视:在出生后 28～30 日进行。新生儿满 28 天后,结合接种乙肝疫苗第二针,在乡镇卫生院、社区卫生服务中心进行随访。

高危新生儿根据具体情况酌情增加访视次数,首次访视应在得到高危新生儿出院(或家庭分娩)报告后 3 日内进行。

2. 访视内容

(1)问诊。主要包括:①孕期及出生情况:母亲妊娠期患病及药物使用情况,孕周、分娩方式,是否双(多)胎,有无窒息、产伤和畸形,出生体重、身长,是否已做新生儿听力筛查和遗传代谢性疾病筛查等;②一般情况:睡眠,有无呕吐、惊厥,大小便次数、性状及预防接种情况;③喂养情况:喂养方式、吃奶次数、奶量及其他问题。

(2)测量。主要包括:测量体重和体温。

(3)体格检查。主要包括:①一般状况:精神状态,面色,吸吮,哭声;②皮肤黏膜:有无黄染、发绀或苍白[口唇、指(趾)甲床]、皮疹、出血点、糜烂、脓疱、硬肿、水肿;③头颈部:前囟大小及张力,颅缝,有无血肿,头颈部有无包块;④眼:外观有无异常,结膜有无充血和分泌物,巩膜有无黄染,检查光刺激反应;⑤耳:外观有无畸形,外耳道是否有异常分泌物,外耳郭是否有湿疹;⑥鼻:外观有无畸形,呼吸是否通畅,有无鼻翼翕动;⑦口腔:有无唇腭裂,口腔黏膜有无异常;⑧胸部:外观有无畸形,有无呼吸困难和胸凹陷,计数 1 分钟呼吸次数和心率,心脏听诊有无杂音,肺部呼吸音是否对称、有无异常;⑨腹部:腹部有无膨隆、包块,肝脾有无肿大,重点观察脐带是否脱落,脐部有无红肿、渗出;⑩外生殖器及肛门:有无畸形,检查男孩睾丸位置、大小,有无阴囊水肿、包块;⑪脊柱四肢:有无畸形,臀部、腹股沟和双下肢皮纹是否对称,双下肢是否等长等粗;⑫神经系统:四肢活动度、对称性、肌张力和原始反射。

(4)指导。主要包括:①居住环境:新生儿卧室应安静清洁,空气流通,阳光充足。室内温度在 22～26℃为宜,湿度适宜。②母乳喂养:观察和评估母乳喂养的体位、新生儿含接姿势和吸吮情况等,鼓励纯母乳喂养。对吸吮力弱的早产儿,可将母亲的乳汁挤在杯中,用滴管喂养。喂养前母亲可洗手后将手指放入新生儿口中,刺激和促进吸吮反射的建立,以便新生儿主动吸吮乳头。③护理:衣着宽松,质地柔软,保持皮肤清洁。脐带未脱落前,每天用 75%酒精擦拭脐部一次,保持脐部干燥清洁。若有头部血肿、口炎或鹅口疮、皮肤皱褶处潮红或糜烂,给予针对性指导。对生理性黄疸、生理性体重下降、"马牙""螳螂嘴"、乳房肿胀、假月经等现象无须特殊处理。早产儿应注意保暖。④疾病预防:注意并保持家庭卫生,接触新生儿前要洗手,减少探视。家人患有呼吸道感染时要戴口罩,以避免交叉感染。生后数天开始补充维生素 D。对未接种卡介苗和第 1 剂乙肝疫苗的新生儿，提醒家长尽快补种。未接受新生儿疾病筛查的，应告知家长到具备筛查条件的医疗保健机构补筛。有吸氧治疗史的早产儿，在生后 4～6 周或矫正胎龄 32 周转诊到开展早产儿视网膜病变筛查的指定医院进行眼底病变筛查。⑤伤害预防：注意喂养姿势、喂养后的体位，预防乳汁吸入和窒息。保暖时避免烫伤，预防意外伤害的发生。⑥促进母婴交流：母亲及家人多与新生儿说话、微笑和皮肤接触，促进新生儿感知觉发展。

（5）转诊。若新生儿出现下列情况之一，应立即转诊至上级医疗保健机构：①体温≥37.5℃或≤35.5℃；②反应差伴面色发灰、吸吮无力；③呼吸频率＜20 次/分或＞60 次/分，呼吸困难（鼻翼翕动、呼气性呻吟、胸凹陷），呼吸暂停伴发绀；④心率＜100 次/分或＞160次/分，有明显的心律不齐；⑤皮肤严重黄染（手掌或足跖），苍白，发绀和厥冷，有出血点和瘀斑，皮肤硬肿，皮肤脓疱达到 5 个或很严重；⑥惊厥（反复眨眼、凝视、面部肌肉抽动、四肢痉挛性抽动或强直、角弓反张、牙关紧闭等），囟门张力高；⑦四肢无自主运动，双下肢/双上肢活动不对称，肌张力消失或无法引出握持反射等原始反射；⑧眼窝或前囟凹陷、皮肤弹性差、尿少等脱水征象；⑨眼睑高度肿胀，结膜重度充血，有大量脓性分泌物，耳部有脓性分泌物；⑩腹胀明显伴呕吐；⑪脐部脓性分泌物多，有肉芽或黏膜样物，脐轮周围皮肤发红和肿胀。

三、社区婴儿期保健

（一）发育特点

出生后满 1 周岁之前为婴儿期。婴儿期是小儿生长发育的第一个高峰，神经、精神发育也很迅速。对能量和蛋白质要求高，但由于消化、吸收功能尚未发育完善，容易发生消化不良和营养紊乱，且易患各种感染性疾病。

这一时期从完全没有随意动作过渡到手指操纵物体、直立行走等随意动作，且能够掌握简单的字、词并进行交流，有一定的注意力和初步记忆能力。常见的心理问题有心理发育延迟、情绪不稳和睡眠障碍等。

（二）社区保健

1. 合理喂养　4 个月以内的婴儿应坚持母乳喂养，4～6 个月可开始添加辅食。密切观察婴儿粪便变化，判断辅食添加是否恰当。母乳喂养到 1 岁以上，部分母乳喂养或人工喂养婴儿则应使用配方奶粉。

2. 定期健康检查　生长发育监测（健康检查和体格测量）可以动态了解儿童生长发育状况，及早发现疾病，并予以及时的干预和治疗。婴儿期健康检查 4 次，内容包括测量身长（高）、体重、胸围、头围、全面系统的体检以及智能发育检查。对检查出的异常婴儿登记在册，积极治疗。

3. 体格锻炼　坚持每日户外活动，可利用自然因素如日光、空气和水进行"三浴"锻炼，还可根据具体情况选择游戏、体育活动以及集体活动等形式增强婴儿体质，提高对外界环境的适应能力和抗病能力。

4. 积极促进婴儿感知觉发展　婴儿期是感知、运动和语言发育的快速期,具有声、光、色刺激的玩具有利于促进感知觉发育。社区护士应指导家长训练婴儿的视听、大动作和语言能力,以促进其发育;培养其良好的生活习惯和独立生活能力。

5. 早期教育　根据婴儿的生理、心理发育的程度,略提前进行训练。内容包括培养婴儿良好的饮食习惯、良好的睡眠习惯以及大小便训练、视听觉训练、动作运动功能训练、发音和语言理解能力训练等。

6. 心理保健指导　提供足够的营养素,以促进神经系统发育;保证充足的睡眠;满足婴儿的情感需求,多与其交流、爱抚等;促进智力的发展,让婴儿充分利用感知觉去认知外界,鼓励在生活和活动中多看、多听、多尝及多摸。

四、社区幼儿期保健

(一)发育特点

幼儿期指 1～3 周岁。此阶段体格发育较婴儿期缓慢,但社会心理方面发育迅速,在语言、动作、心理方面有显著发展。此期幼儿前囟闭合、乳牙出齐,会控制大小便,接触周围事物增多,但识别危险的能力不足,易发生意外伤害。

初步掌握最基本的口头言语,自我意识开始发展,以感知动作为主。常见的心理问题有依赖与退缩行为、言语发育障碍等。

(二)社区保健

1. 合理安排膳食　幼儿期应提供足够热量和优质蛋白质、细软膳食,利于进食,设法增进其食欲。

2. 培养良好的生活和卫生习惯　包括睡眠充足、常洗澡与勤洗手等良好的卫生习惯,培养按时大便、自我服务与互助等能力。

3. 预防意外事故　幼儿喜活动,但运动和感觉系统发育不完善,容易发生意外。预防误吸、中毒、烫伤、外伤等。

4. 预防接种,加强免疫　1岁内基础计划免疫完成后,幼儿期按期进行加强免疫。

5. 促进动作、语言和思维的发展　1岁至1岁半的幼儿逐步学会走路,2～3岁是语言发育的关键期,家长应多和孩子交流,鼓励模仿说话。幼儿思维的形成在2岁左右,通过游戏、故事、唱歌等促进幼儿语言和思维的发展。

6. 早期教育　在发展感知觉的基础上,应注意认知能力的培养,同时做好动作训练和语言训练。

7. 心理保健指导　鼓励幼儿多说话;养成良好的独立习惯;注意行为和个性的塑造。

8. 社区健康管理　满月后的社区随访服务时间分别在 3、6、8、12、18、24、30、36 月龄时,共 8 次。

五、社区学龄前期保健

(一)发育特点

3周岁到入小学前(6～7岁)为学龄前期。此期体格发育速度减缓,智力发育更趋完善。此期好奇心强,可塑性高,是培养良好习惯及意志品质的关键期。此期易发生意外事故,如溺水、烫伤、灼伤等。

此阶段能够比较自由地表达自己的想法,情绪表达外显、缺乏控制,具有初步的友谊感、道德感及理智。常见的心理问题有吮指、咬指甲,或遗尿、社会退缩行为等。

(二)社区保健

1. 安排好合理的生活制度 睡眠充足,饮食规律,游戏适度,并为学前教育创造条件。

2. 平衡膳食 学龄前期儿童饮食接近成人,应保证充足的营养、能量和蛋白质的摄入。预防和纠正挑食、偏食等不良习惯。

3. 注意卫生健康 保持口腔健康,每天刷牙预防龋齿。强调健康用眼,预防弱视,矫正斜视。

4. 定期健康检查 3岁以上儿童每年检查一次,每半年测量身高、体重一次,并做好记录。

5. 注意安全,预防意外伤害 学龄前期儿童好奇、好动,缺乏自我保护意识和能力。因此,应加强对家长、抚养者和儿童的安全教育,预防意外事故的发生,如预防被宠物咬伤、车祸、溺水等。

6. 心理保健指导 开展多样的游戏活动,训练儿童运动技能和协作能力;培养抽象思维能力;通过讲故事、看儿童电视培养其想象力和言语表达能力;培养处理各种社会关系的能力。

7. 社区健康管理 为4～6岁儿童每年提供一次健康管理服务。体检结束后无禁忌证儿童接受疫苗接种。

六、社区学龄期保健

(一)发育特点

从入小学起(6～7岁)到青春期前(11～14岁)。此期儿童体格稳步增长,除生殖系统外其他器官组织的发育在学龄期末接近成人水平。智力发育更为成熟,是接受科学文化知识的重要时期。表现出积极勤奋的态度、做事力求完善的个性。同伴成为儿童非常重要的社交对象,学校和社会环境对其影响较大。

语言表达能力更为完善,分析与综合水平开始发展,记忆能力进一步提高,情感丰富。常见的心理问题有儿童多动症等。

(二)社区保健

1. 培养良好的生活习惯,增进身体健康

2. 培养正确姿势 应培养儿童正确的坐、立、行、走等姿势。

3. 预防疾病和意外伤害 合理用眼,预防近视。免疫系统疾病是学龄期儿童的好发疾病,针对诱发因素加以控制。易发生的意外伤害有车祸、溺水以及活动时的外伤,应加强相关安全教育。

4. 心理保健指导 培养儿童认知能力,顺应儿童的天性,使其从幼儿园顺利过渡到学校,培养良好的品德,对心理行为问题进行矫治。

七、社区青少年期保健

(一)发育特点

女孩子从 11～12 岁到 17～18 岁,男孩子从 13～14 岁到 18～20 岁为青少年期。此阶段体格生长发育再次加速,出现第二次高峰,生殖系统迅速发育,第二性征逐渐明显并趋向成熟。

此阶段抽象逻辑思维得到进一步发展,社会性也越发深刻,自我意识和自我教育能力逐步清晰,有一定自我控制能力,伙伴关系密切,人生观、世界观逐渐形成。常见的心理问题有由于性成熟所带来的心理问题,且面临多种冲突状态。

(二)社区保健

1. 合理的营养摄入 提供足够的热能、蛋白质及各种营养素,预防肥胖症。

2. 加强体格锻炼,预防常见疾病

3. 养成良好的生活方式 培养良好的个人生活习惯,合理安排生活和学习,避免吸烟、酗酒等不良行为。

4. 加强法制教育,有效杜绝青少年犯罪

5. 心理保健指导

(1)性心理卫生:随着性功能的成熟,青少年产生心理困惑,开始关注异性,表现为产生好感和爱慕。社区护士应积极参与青少年的性教育工作,利用专业知识解答青少年疑惑,使其有正确的认识。

(2)塑造良好个性:青少年人生观和世界观在逐步地形成和发展,性格即将定型,需防止或克服偏激、孤僻、依赖等不良个性倾向。

八、集居儿童保健

集居儿童是指在托幼机构或学校中集体学习、生活和活动的儿童。集居儿童正处于不断生长发育的阶段,生理功能尚不够完善,机体免疫力较低,集居条件下相互接触密切,极易引起疾病的传播和流行。所以,社区护士应贯彻"预防为主"的方针,根据各年龄段儿童的保健重点,采取有效的保健措施。

(一)托幼机构儿童卫生保健

1. 建立健全托幼机构儿童保健制度 建立健康检查制度;制定合理的生活制度;建立定期培训制度;要求托幼机构制定入托儿童疾病防治制度。

2. 采取措施,加强入托儿童保健工作 严格把好儿童入托前的体检关;严把定期健康检查关;开展好托幼机构保健人员培训;协助辖区托幼机构做好常见病、传染病防治工作。

3. 加强托幼机构卫生保健监督管理 严格执行《中华人民共和国传染病防治法实施办法》及《消毒管理办法》等有关规定要求。

(二)学校卫生保健

学校卫生保健以"学校群体"为服务对象,针对从小学到中学各个年龄段儿童的不同生理、心理特点,开展体格检查和健康教育,以促进儿童及青少年的身心健康。学校卫生保健的工作内容主要包括:

1. 一般健康教育 个人卫生、眼部保健、饮食卫生、预防疾病、青春期卫生和心理健康、防范意外伤害等方面的知识。

2. 性教育与指导 根据青少年身心发展特点,适时、适度开展性教育。

3. 卫生服务 全面监测学生的健康状况和生长发育水平,提供计划免疫、常见病的处理,帮助缺陷儿童。

4. 环境卫生 控制不利环境因素,提供良好的学校物理环境、社会环境和文化环境。

5. 心理咨询 对学生在学习、生活、人际关系中所面临的困惑给予解答,提高学生的应对能力,保持心理平衡。

6. 营养与饮食 根据各年龄段儿童生长发育的需要,制定符合生理需要的食谱,并注意饮食卫生。

【导入案例评析】

案例 1 新生儿访视

1. 请阐述新生儿访视的频率和内容。

由辖区社区卫生服务机构工作人员入户进行新生儿家庭访视应至少 2 次,即出生后7 天内和 28~30 天。对早产儿、低出生体重儿以及出生窒息等高危新生儿应增加访视次数。

第一次社区家庭访视又称初访,是对出生后 7 天内的新生儿进行访视。①初访的重点是进行全面的检查和指导,发现高危新生儿,注意观察新生儿的各种特殊生理状态,如生理性体重下降、生理性黄疸、乳腺增大、假月经等;②指导家长对新生儿的皮肤、脐部的护理,新生儿的衣着,新生儿居室的清洁卫生等;③指导母亲合理营养;④纠正不良的风俗习惯,如用脏布擦口腔、用针挑马牙、挤新生儿肿大的乳房等;⑤指导母乳喂养,按需喂乳,当母乳确实不足时,应合理指导喂养方法;⑥保暖指导,注意室内温度适中、衣着多少合适,避免过热或过冷;⑦指导疾病的预防,按规定进行乙肝疫苗、卡介苗的接种。

　　第二次访视又称满月访,在新生儿满 28 天时进行。①测量体重,并与出生时体重作比较,增长值应不小于 600g;②进行全面体格检查,可开始指导家长使用小儿生长发育监测图,以纵向观察小儿体重增长情况;③指导户外活动,预防佝偻病的发生;④宣传预防接种的基础免疫程序,按时进行各种疫苗的接种;⑤指导家长在小儿出生后 42 天或 3 个月时转入儿童系统管理,进行定期体格检查;⑥有条件的地区进行小儿听力筛查。

　　2.该名女婴存在哪些健康问题?

　　主要健康问题包括:①右耳瘀黑:与婴儿体位不常更换有关;②红臀:与皮肤护理不正确有关;③脐部脓性分泌物:与脐部护理不正确有关;④哺乳技巧欠规范:与技巧掌握不足有关;⑤家属担心焦虑:与对生理性黄疸、生理性乳腺肿大知识不了解有关。

　　3.作为一名社区护士,你将采取什么样的护理措施?

　　(1)婴儿右耳瘀黑的护理指导。婴儿睡眠的位置要经常更换,不可长时间地侧向一边睡,避免继续受压;注意保暖,局部用毛巾热敷,轻柔按摩。

　　(2)红臀的护理。主要包括:①选择纯棉、柔软、易吸水的贴身衣物和尿布;②每日沐浴或擦浴,水温适宜,手法轻柔,特别注意清洗脖子、腋下、腹股沟等皱褶处,红臀部位避免用肥皂、热水烫洗;③建议勤换尿片,每次大便后用温水清洗,保持皮肤干燥;④尿布外面不能包裹塑料布,因密闭不利湿热散发,极易发生或加重红臀。

　　(3)脐部护理的指导。主要包括:①接触新生儿脐部前要洗手;②保持局部干燥,防止尿液、粪便污染;③清洗脐部,可以使用 0.1% 碘伏消毒,每日 2~3 次,每次消毒都要撑开皮肤消毒到脐窝;④婴儿穿着的衣物须清洁、干燥、柔软,避免衣物摩擦脐部。

　　(4)哺乳技巧欠规范的护理指导。主要包括:①姿势:坐位或半坐位,做到"三贴""一对视"(胸贴胸、腹贴腹、下颌贴乳房,母亲和孩子眼睛对视);②正确手法与含接,交替哺乳:运用"C"字手法,正确含接,两侧乳房交替喂奶,吸空一侧再吸另一侧;③奶胀热敷,按摩乳房;④指导其进食营养丰富的汤水,禁浓茶、酒类。

　　(5)生理性黄疸和胸部硬结指导:①向家属解释生理性黄疸与女婴胸部硬结原因;②指导其观察区分生理性与病理性症状;③指导适当喂水,坚持母乳喂养,适当晒太阳,避免挤压胸部。

案例 2　婴儿意外死亡

　　1.该名婴儿死亡原因是什么?

　　由家长护理不当造成。婴幼儿体温调节中枢功能尚未健全,对外界气温的适应性较差,特别是出生后 150 天以内的婴儿,产热量很大,而散热较为缓慢,婴儿容易在环境影响下出现高热。捂热过久,体温急剧上升,患儿处于高热状态出汗增多,使机体代谢亢进,耗氧量增加,加之孩子在被窝里,缺乏新鲜空气,导致缺氧。婴儿尤其是新生儿无力挣脱"捂热"环境,持续下去即会引起体内一系列代谢紊乱和功能衰竭。

　　2.如何预防该类婴幼儿意外伤害事故?

　　防止意外发生的关键在于预防,做好健康宣教至关重要。加强医学科普、科学育儿知识宣传,指导父母科学为婴儿防寒、保暖,孩子穿着衣物和大人相当厚度即可,婴儿双脚温暖说明衣被厚薄适当;另外,提倡母婴分床,勿捂盖过多、过严,睡眠时衣被切勿盖过头顶,白天褓褛要适中,保持呼吸道通畅;平时居室内要通风,温度适宜。若不慎发生过暖、大汗湿衣的情况,应及时松解褓褛。如果发热,不可增加衣被"捂汗",应解开外衣增加散热,同时物理降温,避免意外发生。

【能力和知识拓展】

《中国儿童发展纲要(2011—2020 年)》(节选)

一、指导思想

高举中国特色社会主义伟大旗帜,以邓小平理论和"三个代表"重要思想为指导,深入贯彻落实科学发展观,坚持儿童优先原则,保障儿童生存、发展、受保护和参与的权利,缩小儿童发展的城乡区域差距,提升儿童福利水平,提高儿童整体素质,促进儿童健康、全面发展。

二、基本原则

(一)依法保护原则

在儿童身心发展的全过程,依法保障儿童合法权利,促进儿童全面健康成长。

(二)儿童优先原则

在制定法律法规、政策规划和配置公共资源等方面优先考虑儿童的利益和需求。

(三)儿童最大利益原则

从儿童身心发展特点和利益出发处理与儿童相关的具体事务,保障儿童利益最大化。

(四)儿童平等发展原则

创造公平社会环境,确保儿童不因户籍、地域、性别、民族、信仰、受教育状况、身体状况和家庭财产状况受到任何歧视,所有儿童享有平等的权利与机会。

(五)儿童参与原则

鼓励并支持儿童参与家庭、文化和社会生活,创造有利于儿童参与的社会环境,畅通儿童意见表达渠道,重视、吸收儿童意见。

三、目标

完善覆盖城乡儿童的基本医疗卫生制度,提高儿童身心健康水平;促进基本公共教育服务均等化,保障儿童享有更高质量的教育;扩大儿童福利范围,建立和完善适度普惠的儿童福利体系;提高儿童工作社会化服务水平,创建儿童友好型社会环境;完善保护儿童的法规体系和保护机制,依法保护儿童合法权益。

四、儿童与健康

(一)主要目标

(1)严重多发致残的出生缺陷发生率逐步下降,减少出生缺陷所致残疾。

(2)婴儿和 5 岁以下儿童死亡率分别控制在 10‰和 13‰以下。降低流动人口中婴儿和 5 岁以下儿童死亡率。

(3)减少儿童伤害所致死亡和残疾。18 岁以下儿童伤害死亡率以 2010 年为基数下降 1/6。

(4)控制儿童常见疾病和艾滋病、梅毒、结核病、乙肝等重大传染性疾病。

(5)纳入国家免疫规划的疫苗接种率以乡(镇)为单位达到 95%以上。

(6)新生儿破伤风发病率以县为单位降低到 1‰以下。

(7)低出生体重发生率控制在 4%以下。

(8)0～6 个月婴儿纯母乳喂养率达到 50%以上。

(9)5 岁以下儿童贫血患病率控制在 12%以下,中小学生贫血患病率以 2010 年为基数下降 1/3。

(10)5 岁以下儿童生长迟缓率控制在 7%以下,低体重率降低到 5%以下。

(11)提高中小学生《国家学生体质健康标准》达标率。控制中小学生视力不良、龋齿、超重/肥胖、营养不良发生率。

(12)降低儿童心理行为问题发生率和儿童精神疾病患病率。

(13)提高适龄儿童性与生殖健康知识普及率。

(14)减少环境污染对儿童的伤害。

(15)发展 0～3 岁儿童的早期教育,加强儿童潜能开发。

(二)策略措施

1. 加大妇幼卫生经费投入　优化卫生资源配置,增加农村和边远地区妇幼卫生经费投入,促进儿童基本医疗卫生服务的公平性和可及性。

2. 加强妇幼卫生服务体系建设　省、市、县均设置 1 所政府举办、标准化的妇幼保健机构。加强县、乡、村三级妇幼卫生服务网络建设,完善基层妇幼卫生服务体系。加强儿童医疗保健服务网络建设,二级以上综合医院和县级以上妇幼保健院设置儿科,增加儿童医院数量,规范新生儿病室建设。加强儿童卫生人才队伍建设,提高儿童卫生服务能力。

3. 加强儿童保健服务和管理　推进儿童医疗保健科室标准化建设,开展新生儿保健、生长发育监测、营养与喂养指导、早期综合发展、心理行为发育评估与指导等服务。逐步扩展国家基本公共卫生服务项目中的儿童保健服务内容。3 岁以下儿童系统管理率和 7 岁以下儿童保健管理率均达到 80%以上。将流动儿童纳入流入地社区儿童保健管理体系,提高流动人口中的儿童保健管理率。

4. 完善出生缺陷防治体系　落实出生缺陷三级防治措施,加强婚前医学检查知识宣传,规范检查项目,改进服务模式,提高婚前医学检查率。加强孕产期合理营养与膳食指导。建立健全产前诊断网络,提高孕期出生缺陷发现率。开展新生儿疾病筛查、诊断和治疗,先天性甲状腺功能减低症、新生儿苯丙酮尿症等遗传代谢性疾病筛查率达到80%以上,新生儿听力筛查率达到60%以上,提高确诊病例治疗率和康复率。加大出生缺陷防治知识宣传力度,提高目标人群出生缺陷防治知识知晓率。

5. 加强儿童疾病防治　扩大国家免疫规划范围,加强疫苗冷链系统建设和维护,规范预防接种行为。以城乡社区为重点,普及儿童健康基本知识。加强儿童健康相关科学技术研究,促进成果转化,推广适宜技术,降低新生儿窒息、肺炎和先天性心脏病等的死亡率。规范儿科诊疗行为。鼓励儿童专用药品研发和生产,扩大国家基本药物目录中儿科用药品种和剂型范围,完善儿童用药目录。将预防艾滋病母婴传播及先天梅毒综合服务纳入妇幼保健常规工作,孕产妇艾滋病和梅毒检测率分别达到80%和70%,感染艾滋病、梅毒的孕产妇及所生儿童采取预防母婴传播干预措施比例均达到90%以上。

6. 预防和控制儿童伤害　制定实施多部门合作的儿童伤害综合干预行动计划,加大执法和监管力度,为儿童创造安全的学习、生活环境,预防和控制溺水、跌伤、交通伤害等主要伤害事故发生。将安全教育纳入学校教育教学计划,中小学校、幼儿园和社区普遍开展灾害避险以及游泳、娱乐、交通、消防安全和产品安全知识教育,提高儿童家长和儿童的自护自救、防灾避险的意识和能力。建立健全学校和幼儿园的安全、卫生管理制度和校园伤害事件应急管理机制。建立完善儿童伤害监测系统和报告制度。提高灾害和紧急事件中保护儿童的意识和能力,为受灾儿童提供及时有效的医疗、生活、教育、心理康复等方面的救助服务。

7. 改善儿童营养状况　加强爱婴医院建设管理,完善和落实支持母乳喂养的相关政策,积极推行母乳喂养。开展科学喂养、合理膳食与营养素补充指导,提高婴幼儿家长科学喂养知识水平。加强卫生人员技能培训,预防和治疗营养不良、贫血、肥胖等儿童营养性疾病。实施贫困地区学龄前儿童营养与健康干预项目,继续推行中小学生营养改善计划。加大碘缺乏病防治知识宣传普及力度,提高缺碘地区合格碘盐食用率。

8. 提高儿童身体素质　全面实施国家学生体质健康标准。合理安排学生学习、休息和娱乐时间,保证学生睡眠时间和每天一小时校园体育活动。鼓励和支持学校体育场馆设施在课余和节假日向学生开放。完善并落实学生健康体检制度和体质监测制度,并建立学生体质健康档案。

9. 加强对儿童的健康指导和干预　加强托幼机构和中小学校卫生保健管理,对儿童开展疾病预防、心理健康、生长发育与青春期保健等方面的教育和指导,提高儿童身心健康素养水平。帮助儿童养成健康行为和生活方式。加强儿童视力、听力和口腔保健工作。预防和制止儿童吸烟、酗酒和吸毒。严禁向儿童出售烟酒和违禁药品。

10. 构建儿童心理健康公共服务网络　儿童医院、精神专科医院和有条件的妇幼保健机构设儿童心理科(门诊),配备专科医师。学校设心理咨询室,配备专职心理健康教育教师。开展精神卫生专业人员培训。

11. 加强儿童生殖健康服务　将性与生殖健康教育纳入义务教育课程体系,增加性与生殖健康服务机构数量,加强能力建设,提供适合适龄儿童的服务,满足其咨询与治疗需求。

12. 保障儿童食品、用品安全　完善婴幼儿食品、用品的国家标准、检测标准和质量认证体系,强化生产经营企业的质量意识,建立婴幼儿食品安全监测、检测和预警机制,加强农村地区食品市场监管,严厉打击制售假冒伪劣食品的违法犯罪行为。加强婴幼儿用品、玩具生产销售和游乐设施运营的监管。健全儿童玩具、儿童用品等的缺陷产品召回制度。

13. 加大环境保护和治理力度　控制和治理大气、水、土地等环境污染以及工业、生活和农村面源污染,加强饮用水源保护。加强监管,确保主要持久性有机污染物和主要重金属(铅、镉等)暴露水平符合国家标准。

《学校卫生工作条例》(节选)

第五条　学校应当合理安排学生的学习时间。学生每日学习时间(包括自习),小学不超过六小时,中学不超过八小时,大学不超过十小时。学校或者教师不得以任何理由和方式,增加授课时间和作业量,加重学生学习负担。

第六条　学校教学建筑、环境噪声、室内微小气候、采光、照明等环境质量以及黑板、课桌椅的设置应当符合国家有关标准。新建、改建、扩建校舍,其选址、设计应当符合国家的卫生标准,并取得当地卫生行政部门的许可。竣工验收应当有当地卫生行政部门参加。

第七条　学校应当按照有关规定为学生设置厕所和洗手设施。寄宿制学校应当为学生提供相应的洗漱、洗澡等卫生设施。学校应当为学生提供充足的符合卫生标准的饮用水。

第八条　学校应当建立卫生制度,加强对学生个人卫生、环境卫生以及教室、宿舍卫生的管理。

第九条　学校应当认真贯彻执行食品卫生法律、法规,加强饮食卫生管理,办好学生膳食,加强营养指导。

第十条　学校体育场地和器材应当符合卫生和安全要求。运动项目和运动强度应当适合学生的生理承受能力和体质健康状况,防止发生伤害事故。

第十一条　学校应当根据学生的年龄,组织学生参加适当的劳动,并对参加劳动的学生,进行安全教育,提供必要的安全和卫生防护措施。

《中小学生健康教育基本要求》(概述)

健康教育的内容按小学和中学不同年龄阶段划分为小学生健康教育大纲和中学生健康教育大纲。从总体内容上看,根据受教育者的生理和心理特点分为八大部分(表6-1)。

表 6-1 受教育者生理和心理特点分布

	小学阶段	中学阶段
第一部分	人体的主要解剖生理知识	人体的解剖生理知识
第二部分	个人卫生习惯与健康	青春期生理卫生
第三部分	合理营养与健康	个人卫生习惯与健康
第四部分	环境卫生与健康	合理营养与健康
第五部分	体育运动与健康	学校生活卫生(含教学卫生与环境卫生)
第六部分	常见疾病的预防(含常见地方病)	常见疾病的预防
第七部分	安全与意外事故伤害的预防	心理卫生
第八部分	心理卫生	体育锻炼与健康

《关于加强中小学心理健康教育的若干意见》(节选)

一、开展心理健康教育的基本原则

(1)根据学生心理发展特点和身心发展的规律,有针对性地实施教育。

(2)面向全体学生,通过普遍开展教育活动,使学生对心理健康教育有积极的认识,使心理素质逐步得到提高。

(3)关注个别差异,根据不同学生的不同需要开展多种形式的教育和辅导,提高他们的心理健康水平。

(4)以学生为主体,充分启发和调动学生的积极性。要把教师在心理健康教育中的科学辅导与学生对心理健康教育的主动参与有机结合起来。

二、心理健康教育的主要任务和实施途径

中小学心理健康教育的主要任务,一是对全体学生开展心理健康教育,使学生不断正确认识自我,增强调控自我、承受挫折、适应环境的能力;培养学生健全的人格和良好的个性心理品质。二是对少数有心理困扰或心理障碍的学生,给予科学有效的心理咨询和辅导,使他们尽快摆脱障碍,调节自我,提高心理健康水平,增强发展自我的能力。

实施心理健康教育可通过以下一些途径:

(1)全面渗透在学校教育的全过程中。在学科教学、各项教育活动、班主任工作中,都应注重对学生心理健康的教育,这是心理健康教育的主要途径。

(2)除与原有思想品德课、思想政治课及青春期教育等相关教学内容有机结合进行外,还可利用活动课、班团队活动,举办心理健康教育专题讲座。对小学生也可通过组织有关促进心理健康教育内容的游戏、娱乐等活动,帮助学生掌握一般的心理保健知识和方法,培养良好的心理素质。

(3)开展心理咨询和心理辅导。对个别存在心理问题或出现心理障碍的学生及时进

行认真、耐心、科学的心理辅导,帮助学生解除心理障碍。

(4)建立学校和家庭心理健康教育沟通的渠道,优化家庭教育环境。引导和帮助学生家长树立正确的教育观,以良好的行为、正确的方式去影响和教育子女。心理健康教育要讲求实效,把形式和内容有机地结合起来。具体方式和所需时间,各地可从实际出发,自行安排。

【实训与指导】

一、实训目标

1.考查学生对社区儿童与青少年各年龄期的发育特点和保健要点、集聚儿童保健等基本知识的理解和掌握程度。

2.掌握运用儿童青少年社区保健相关知识、结合文献回顾提出改进措施的能力。

二、实训内容与形式

案情　"健康校园"建设为一项跨地区、跨部门的实验性工作,符合国家对教育和卫生工作的要求。近年来,当地教育界按教育部指示推动国民素质教育 。××县教育局决定把这一理念推广到全县各校。××中学是××县太和镇一所新开办的民办学校,选择了"健康校园"为其教育理念。××县人民医院社区中心看见在校园内推动的健康教育成效显著,学生与家长同得益处,亦有意做跨部门合作的尝试。文化交流服务中心则提供概念深化的教育及人才的培训。三个单位合作开展"健康校园"建设。以下作简单介绍:

1. 宗旨　提升贫家子弟的基本卫生意识,增长健康知识,培养健康习惯。

2. 目的与取向　以贫家子弟学校为试点,用现代教育方法,善用医护界人才与资源,建立"健康校园"示范学校,激发县内各校效仿。

3. 基础理念　建立全人健康教育是教育界和医护界的责任;最有效及深入的健康培育是从求学时期开始的;善用医护界拥有的最丰富之健康教育和实践经验;善用教育界拥有的最有效之教育方法;把握最有利的教育园地;健康教育为教育理念的重要元素之一。

4. 了解学生的需要　农村背景的卫生概念需要拆毁与重建;舍旧迎新的学习心理素质需迅速建立;有效和有趣的学习方法需多方建立。

5. 建立机制　建立跨地区、跨部门的健康教育合作渠道,每单位派出领导磋商策划;设立及培训"健康校园领导小组",为学校建立健康培育的老师领导层;设立及培训"健康大使",为学生建立健康小领袖及健康互动能量;提供"校康护士",为学校提供常驻的健康专业咨询服务。

6. 以多层次策略、多种方法开拓校园内社区护理园地

(1)醒觉性健康教育:健康校园嘉年华,以轻松游戏的方法学习全人健康理念。"校康护士"扮演健康促进者的角色。

(2)经常性健康培育:每月两次健康讲座、个人卫生习惯检查、健康校园清洁运动。

"校康护士"扮演健康教育者、监管者、促进者的角色。

(3)经常性健康服务:创伤护理、常发性小病辅导、病患师生咨询、手术前后咨询及护理。"校康护士"扮演社区护理者、健康转介员、健康咨询员、患者及家人健康辅导者等角色。

(4)长期性健康领导培育:培育对象包括健康校园领导小组的老师、学生中的健康大使、食堂工作人员、小食部工作人员。"校康护士"扮演健康培训者、健康营养顾问及健康监督员的角色。

(5)社会性健康培育:家居卫生、家人卫生习惯、社区健康观察及评估、社区健康服务、校际健康互动服务等。"校康护士"扮演健康外展者、健康活动策划者及领导者的角色。

(6)针对灾疫的健康教育:灾疫期间全镇各学校的"非典"讲座、示范学校抗"非典"增健康演习。"校康护士"扮演防疫及救灾者角色。

(案例来源:蔡永平.清—港合作社区护理个案研究介绍[J].中国护理管理,2004,4(5):28-30.)

请思考并回答以下问题:

1.你所知道的学校卫生保健包括哪些内容?

2.请对一所学校进行实地调查,了解当地社区卫生服务中心是如何开展学校卫生保健工作的。

3.针对该所学校卫生保健服务现状,请做出你的评价,如目前保健服务的优势,存在的问题。

三、实训要领

1.了解学校卫生保健的服务内容和目标。

2.学习和掌握案例分析涉及的本章主要知识。

3.查找文献资料,结合调查所得信息,根据本章节知识以及有关政策文件,评价目前该所学校保健服务的优势和存在的问题,并提出解决的策略。

四、成果要求和评分

1. 分组或独立完成　如果以分组形式完成,应当明确案例分析过程中小组成员的具体分工,即资料查找、案例分析和总结归纳、撰写书面报告等工作。研究过程中,所有成员应全程参与,在发挥同学主动性、积极性的基础上,加强同学间的互助、交流和协作。

2. 提交书面报告　字数在 1000 字左右,要求观点明确,论据清楚,对改进措施有自己的看法。

3. 评分　分组完成的案例分析报告由组长根据小组成员在参与资料查找、小组讨论、案例分析、报告撰写等过程中的贡献度进行初步评分,最后由老师根据评分规则打分。独立完成的案例分析报告由老师根据评分规则打分。

附件：书面作业

案例分析报告

1.你所知道的学校卫生保健包括哪些内容？

_____

_____

_____

_____

　　2.请对一所学校进行实地调查，了解当地社区卫生服务中心是如何开展学校卫生保健工作的。

_____

_____

_____

_____

　　3.针对该所学校卫生保健服务现状，请做出你的评价，如目前保健服务的优势，存在的问题。

_____

_____

_____

_____

第七章　社区妇女保健

教学资源

【学习目标】

1. 巩固　社区妇女保健的概念,孕期妇女保健、产褥期妇女保健的主要知识点。

2. 培养　综合运用所学知识,对孕期、产褥期妇女进行保健指导的基本能力。

3. 拓展　分析我国妇女保健现状的能力。

【导入案例】

案例 1　王某,女,51 岁,退休工人,收入一般,初中文化,汉族,已婚。现生活习惯:饮酒,每月饮酒(啤酒)25 次,平均每次 500ml;饮食情况:平均每周 1~2 天食用脂肪含量较高的食物、腌制类食物、油炸类食物,平均每天食用 300～500g 水果。一年前退休在家,近两个月出现阵发性潮红、潮热,烦躁易怒、失眠多梦等症状。朋友不多,除一两个深交的朋友平时偶尔电话聊天外,很少进行其他娱乐活动。

主述:退休前工作认真,常被评为单位的先进工作者,一年前退休在家。老伴在机关工作还未到退休年龄。有一个女儿,结婚 3 年,平时住在自己的小家里。只有周末女儿一家才能过来。半年前,月经开始变得无规律,有时两个月来一次,有时一个月来两次。常感胸部、颈部一阵阵发热。无缘无故发脾气,老公、女儿都烦,弄得一家人都不安宁,自己也常常生自己的闷气。晚上,整夜整夜的睡不着觉,怀疑自己是否得了精神病。

案例 2　个人成长史:王某足月顺产,自幼身体健康,家中共三姐妹,排行最小。家族无精神病史或其他病史。初中毕业后放弃学业务工,忙于工作和赚钱使得她从此不太与工作无关的人来往。平时脾气随和,工作认真,常被评为单位的先进工作者。

王某女儿郑小姐,基本身体情况:身高 162.5cm,体重 46kg,年龄 28 岁。接受疫苗:麻疹疫苗、脊髓灰质炎疫苗、乙肝疫苗、甲肝疫苗、流感疫苗、精白破疫苗。健康情况:目前怀孕 18 周,轻微妊娠反应,无既往史,现无任何身体不适、无任何慢性疾病。饮食情况:平均每周 1～2 天食用脂肪含量较高的食物、腌制类食物、油炸类食物。平均每天食用 300～500g 水果。运动情况:目前除工作外,在家不做任何家务,因家人说教怀孕不能运动需要休息,所以没有任何锻炼运动行为,偶尔外出散步。

请思考并回答以下问题:

1. 根据案例中提供的资料,分析王女士和郑小姐分别存在哪些健康问题。

2. 基于案例 1,在社区如何开展围绝经期妇女保健?

3. 基于案例 2,社区护士应教会孕妇和家属做哪些自我保健工作?

【主要知识点】

一、社区妇女保健的概念及意义

社区妇女保健是指以维护和促进妇女健康为目的，以预防为主，保健为中心，以基层为重点，防治结合，开展以生殖健康为核心的保健工作。

通过积极的普查、预防保健及监护和治疗措施，开展以维护生殖健康为核心的贯穿妇女青春期、围婚期、妊娠期、产褥期和围绝经期的各项保健工作，降低孕产妇及围生儿死亡率，减少患病率和伤残率，控制某些疾病及遗传病的发生，控制性传播疾病，从而促进妇女身心健康。

二、社区围婚期妇女保健

围婚期指从生理发育成熟到婚后受孕为止的这一阶段。围婚期保健是指结婚前后为保障结婚双方及其后代健康所进行的一系列保健服务，包括婚前医学检查、婚前保健指导和生育保健指导。

(一)婚前检查

1. 婚前检查的内容　①询问健康史、家族史、是否近亲婚配、月经史等；②全身体格检查；③生殖器检查，了解影响婚育的生殖疾病；④实验室检查。

2. 婚前检查注意事项　①未婚女性检查须取得同意，一般只做肛腹诊检查；②对男女双方有关性方面的问题应保密；③对已怀孕者应视对象的年龄、健康等具体情况区别对待。

发现不宜结婚、不宜生育或暂时不宜结婚的男女，给予指导、治疗和建议，做出不结婚、暂缓结婚、结婚不生育的正确选择。减少和避免不适当的婚配夫妇婚后出现的矛盾和家庭的不幸，防止遗传性疾病在后代的延续，做到优生，提高人口素质。

(二)围婚期保健

婚前社区保健指导是对准备结婚的男女双方进行以生殖健康为核心，宣传与结婚和生育有关的保健知识，对服务对象提出的具体问题进行解答，帮助准备结婚的男女在知情的基础上做出适宜的决定。

1. 婚前教育　婚前健康教育是实现优生优育的重要组成部分，使青年人树立正确的恋爱婚姻观，在婚前了解、掌握有关性及婚育问题的基本知识，做好婚前身心两方面准备，提高婚姻保健意识的有效方法和途径。

2. 避孕指导　避孕是一种积极的预防生育方式，用科学的方法使妇女暂时不受孕，主要包括工具避孕法、药物避孕法、安全期避孕法、紧急避孕等。

(1)外用避孕法：①阴茎套；②阴道隔膜；③外用避孕药等。

(2)宫内节育器：是一种经济、有效、安全、简便、可逆且易于接受的节育器具。

(3)药物避孕法：目前国内常用的多为女性服用的避孕药，由雌激素和孕激素配伍组成。

（4）安全期避孕：选择在月经周期中的不易受孕期内进行性交而达到避孕目的。

（5）紧急避孕：指在无保护性生活或避孕失败后的 3 天内，妇女为防止非意愿妊娠而采取的避孕方法。有宫内节育器和服用紧急避孕药两种方法。

因各种原因导致的意外妊娠，在早期妊娠可采用药物流产和手术流产终止妊娠，中期妊娠可采用引产术。

3. 婚前生育保健

（1）选择最佳生育年龄：最佳生育年龄，女性最好在 23 岁以后生育，此时女性的生殖器官才发育成熟，但超过 35 岁生育时发生难产或胎儿先天性缺陷的概率会增加。女性最佳生育年龄为 25～29 周岁，配偶年龄为 25～35 周岁。

（2）选择适宜受孕时机：①良好的身体状况：受孕时双方最好工作或学习轻松、精神愉快、营养合理；②避免有害物质：工作或生活中未接触对胎儿有害的因素，如射线、铅、苯等；③选择春末妊娠，夫妇双方精神饱满，从营养供给角度看，妊娠中期是蔬菜、瓜果的收获季节，有利于孕妇摄取足够的营养物质。

三、社区孕期妇女保健

孕期是指妇女从怀孕到生产的一段时期，从卵子受精开始至胎儿自母体娩出为止，共 40 周。妊娠早期为妊娠 12 周前；妊娠中期为妊娠 13～27 周；妊娠晚期为妊娠 28 周后。针对不同孕期为妇女提供相应的保健指导，可减少妊娠期并发症，规避有害因素，提高孕妇及新生儿的健康水平。

（一）孕期检查

1. 早期建立围产期保健手册　在孕 12 周前为孕妇建立孕产妇保健手册，并进行第 1 次产前随访。

2. 产前检查与产前健康教育　社区护士应督促孕妇进行定期的产前检查，评估孕妇的生理、心理、社会状况，根据孕妇不同妊娠阶段的特点，提供有关妊娠、胎儿发育、分娩及产后的知识及注意事项。

（1）产前检查的时间：孕早期（＜12 周）至少 1 次产前检查，确诊怀孕后在停经 12 周内应建立孕产妇保健手册。孕中期（13～27 周）4 次：每 4 周 1 次产前检查。孕晚期（28～40 周）8 次：孕 28～36 周每 2 周 1 次，孕 36 周后每周 1 次。

（2）产前检查的主要内容：①首次产前检查：应询问病史、一般全身性检查、产科检查、辅助检查、心理评估。②复诊产前检查：了解前次产前检查后孕妇有无变化，尽早发现异常，包括询问前次产前检查之后有无特殊情况，测量体重、血压，检查有无水肿或其他异常，检查胎位等。③特殊检查：B 超，排除异位妊娠、排除胎儿畸形、确定胎盘位置及胎位等；羊膜穿刺术，诊断开放性神经管畸形及遗传代谢性疾病；糖筛查试验，早期发现妊娠合并糖尿病。

（3）产前健康教育：社区应设立孕妇培训学校，通过讲课、座谈、录像、图片及科普宣传等方式，指导孕产妇掌握产前、分娩、产后有关知识，这是做好围产期保健，防止妊娠期、分娩期和产褥期发生各种并发症，保障母婴健康的重要环节。

（二）高危妊娠的筛查

产科并发症是孕产妇死亡的主要原因之一，通过系统检查和管理可以识别和预防并发症，因而高危因素筛查是产前保健的重要内容。筛查出具有高危因素的孕妇，通过规范的转诊和管理，可以促进良好的妊娠结局，确保母婴安全。

1. 高危因素筛查的时间　在确定妊娠后第一次随访时应对所有的孕妇进行危险因素的初筛，以后每次检查或在妊娠早期、中期和晚期进行筛查均可，及时发现高危孕妇，从而加强随访和管理。社区卫生服务机构按转诊规范，对符合转诊条件的孕妇应进行转诊，确保孕妇继续接受专业的产科服务。

2. 妊娠的高危因素

（1）基本情况：低龄或高龄妊娠，身材矮小（＜145cm），低体重（＜40kg），胎产次（初产或高产次）。

（2）不良产科病史：围生儿死亡、早产、流产、先天畸形、剖宫产史及其他手术史。

（3）内科合并症：肾病、心脏病、糖尿病、高血压、内分泌和血液病等。

（4）妊娠出现的其他特殊情况：妊娠高血压疾病、异常胎位、多胎、早期妊娠出血、晚期妊娠出血、胎儿生长发育迟缓、过期妊娠等。

其他高危因素还包括各种不利的社会、经济及个人文化、行为等因素，诸如未婚、文盲、贫困、无产前检查、吸烟饮酒等。

（三）社区孕期保健

1. 日常生活保健

（1）饮食：孕妇为满足妊娠期子宫、乳房、胎盘和胎儿生长发育的需要，应加强营养。孕妇除保证每日摄入充足的热量、蛋白质、维生素、纤维素和微量元素外，还需适当补充钙剂和铁剂。

（2）清洁卫生：妊娠期养成良好的卫生习惯，常洗澡，以淋浴为宜，保持外阴清洁，常更换内裤，白带过多时可使用卫生护垫。衣着应宽松、柔软、舒适。

（3）日常活动：妊娠期妇女应避免重体力劳动，不从事有害工种。保证充足的睡眠，每天9～10小时为宜。可进行适量的身体活动，促进血液循环，增进食欲和睡眠质量。孕期避免穿高跟鞋以防腰背痛及身体不平衡。

（4）保持良好的口腔卫生。

（5）性生活指导：注意节制性生活，妊娠12周之前及妊娠最后2个月，应尽量避免性生活。

2. 心理保健指导

（1）妊娠早期：评估孕妇及家庭对妊娠的接受程度，减轻孕妇因身体不适带来的焦虑情绪,建立对自己的信心。

(2)妊娠中期:提供有关怀孕和分娩的知识以及与胎儿有关的信息,分享孕妇对胎儿的想法与感受,解答孕妇的疑惑,并给予适当的建议。

3. 孕期用药指导

多数药物可通过胎盘进入胎儿体内,怀孕早期是胚胎器官形成发育阶段,容易受某些药物的作用而造成胎儿畸形或停止发育,因此孕期用药应慎重,在医生指导下合理用药,包括保健品也不可随意滥用。还应避免由于担心药物对胎儿的不良影响而拒绝必要的药物治疗。

4. 孕期自我监测指导

(1)体重管理:体重在孕早期无明显的变化,每个月增加 0.5kg 左右;孕 12 周以后每周增加 350g,不超过 500g;至妊娠末期共增重 12.5kg 左右。整个孕期增重依据孕前体重而定。社区护士应根据体重变化情况,给予合理的饮食指导。

(2)胎动的自我监测:孕 18~20 周始孕妇自觉有胎动,胎动有规律、有节奏、变化不大,则可以判断胎儿发育是正常的。正常胎儿 1 小时胎动不应少于 3~5 次,12 小时胎动次数为 30 次以上。如果 12 小时胎动少于 20 次,提示胎儿异常;如果少于 10 次,提示胎儿宫内缺氧;如果一段时间内胎动频繁,是胎儿宫内缺氧的表现,应及时到医院就诊。

(3)胎心音自我监测指导:约于孕 18~20 周始在孕妇的腹壁听到胎心。正常的胎心音为 120~160 次/分。若发现胎心率>160 次/分,或<120 次/分,或胎心音不规律,提示胎儿在子宫内缺氧,应立即送往医院就诊。

5. 胎教指导

科学研究证明胎儿在子宫内是有感觉、有意识的,能对外界的触、声、光等的刺激发生反应。胎教主要通过对胎儿进行听觉、视觉、感觉、运动等方面的刺激,激发胎儿脑细胞增殖。胎教方法主要有音乐胎教法、对话胎教法、自然胎教法等。

四、社区产褥期妇女保健

产褥期是指产妇全身各器官除乳房外从胎盘娩出至恢复或接近正常未孕状态所需的时期(约六周)。

(一)产褥期检查

产褥期是产妇身心恢复的一个关键时期,照护质量是影响产妇身心恢复的一个重要因素。产后家庭访视是产褥期保健工作的重要措施之一。

1. 访视次数　一般家庭访视 2~3 次,分别于出院后 3 天、产后 14 天和产后 28 天进行。高危产妇或发现异常情况者应酌情增加访视次数,产后 42 天产妇应到医院做产后健康检查以了解生殖器恢复情况。

2. 访视前准备　访视前社区护士通过电话或面谈等形式预约时间,了解访视地点及路径;简要了解产妇的一般状况,准备访视用物。

3. 访视内容

(1)产妇：一般生命体征的评估；乳房的检查；实施母乳喂养的评估；生殖器官的检查。

(2)新生儿：见第六章。

(二)社区产褥期保健

1. 日常生活保健

(1)清洁与舒适：环境安静舒适；外阴保持清洁卫生；出汗较多者注意皮肤清洁，每天用温水擦浴；保持口腔卫生。

(2)合理饮食与营养：饮食均衡，保证足够的热量；多吃富含蛋白质的汤汁食物，少食多餐；适当补充维生素和铁剂。

(3)活动与休息：产后活动应逐步进行。指导产妇学会与婴儿同步休息，生活保持规律。

2. 心理保健指导　评估产妇在疼痛、睡眠、饮食、哺乳、情绪和产后卫生教育等方面的需求，给予心理及社会等方面相应的护理措施。良好亲子依附关系的建立，有助于缓解产妇的心理压力，促进身心康复。社区护士应为产妇提供充足的个人保健、新生儿保健的信息支持；调动产妇的家庭支持系统，平稳产妇的情绪，防止产后抑郁；协助产妇完成母亲角色的转变，促进良好的心理适应。

3. 产后运动　自然分娩产后 24 小时可下床活动，行会阴切开术或剖宫产者推迟至产后第 3 日起床稍事活动。产后鼓励尽早活动，有助于排尿及排便、子宫复旧，避免或减少静脉栓塞，恢复骨盆底及腹肌张力。尽量避免重体力劳动或蹲位活动，以防子宫脱垂。自然分娩 48 小时后、剖宫产拆线后可做产后健身操，应包括能增强腹肌张力的抬腿、仰卧起坐和缩肛动作。产后 2 周时开始加做胸膝卧位，以预防或纠正子宫后倾。

4. 乳房护理

(1)一般护理：保持清洁，每次哺乳前用温开水轻擦乳房、乳头。哺乳时应让新生儿吸空一侧乳房后再吸另一侧，两侧乳房交替哺乳。佩戴棉质乳罩。推荐母乳喂养，按需哺乳。

(2)平坦或凹陷乳头护理：可指导产妇做乳头伸展练习、乳头牵拉练习。指导产妇改变多种喂哺姿势，利用负压作用吸出乳头，以利婴儿含住乳头和乳晕。

(3)乳房胀痛护理：可指导产妇于产后半小时内尽早开乳，哺乳前热敷或按摩乳房。

(4)乳头皲裂护理：轻者可继续哺乳，湿热敷乳房和乳头，哺乳后挤出少许乳汁涂在乳头和乳晕上修复表皮。如果皲裂严重可暂停哺乳，可将乳汁挤出或用吸乳器吸出后用小杯或小匙喂养婴儿。

(5)催乳：若乳汁分泌不足，应指导其正确的哺乳方法，保持精神愉快、充足的睡眠，多食营养丰富的汤汁有利于促进乳汁的分泌。

(6)退乳：产妇因故不能哺乳，应尽早退乳。少进汤汁类食物，还可用生麦芽 60～90g 水煎服配合退乳。

5. 母乳喂养的指导

(1)哺乳时间:按需哺乳,多少不限,中间加牛乳或水。母乳喂养的时间一般以 10 个月至 1 年为宜。

(2)哺乳方法:哺乳前洗手,用温开水清洗乳房、乳头。哺乳时母亲和新生儿选择最舒适的体位,用"C"形手法托住乳房,将乳头和乳晕大部分放入新生儿口中,防止乳房堵住新生儿鼻孔。

(3)哺乳注意事项:哺乳后将新生儿抱起轻拍背部排出胃内空气,以防呕吐。哺乳的产妇如需服用药物,必须事先咨询医护人员。

6. 产后计划生育指导　产褥期应禁止性生活,42 天后采取避孕措施,以工具避孕(如避孕套)为佳,不哺乳的妇女可采用药物避孕。

五、社区绝经期妇女的保健

围绝经期指接近绝经时出现与绝经有关的内分泌、生物学和临床特征起至最后一次月经后一年内的时期。绝经期是指女性月经停止(月经完全停止一年以上)时期。

(一)社区围绝经期保健

1. 生理和心理变化特点

(1)生理变化特点:①月经紊乱;②心血管系统方面表现为绝经后妇女患动脉硬化、冠心病的概率较绝经前明显增加;③泌尿生殖道退行性改变;④骨质疏松;⑤其他:潮热、出汗为雌激素降低的典型症状。常出现心悸、眩晕、头痛、失眠、耳鸣等自主神经失调症状。

(2)心理变化特点:①情绪变化:焦虑、悲观、个性及行为改变;②精神障碍:偏执状态、忧郁症。

2. 社区围绝经期保健

(1)心理调整:了解围绝经期健康知识,保持心情舒畅。鼓励参加集体活动,培养兴趣爱好。

(2)合理饮食:平衡膳食,限制摄入高脂肪、高胆固醇食物,增加优质蛋白、维生素及微量元素的摄入,多食富含纤维素的蔬果,避免食用高糖食物,适量补钙。

(3)活动与运动:指导围绝经期妇女根据实际情况采取适宜的运动强度和运动方式,如散步、慢跑、太极拳、跳舞等。

(4)性生活指导:指导夫妻双方了解围绝经期生理、心理变化,取得丈夫的理解、尊重和良好情感交流。指导夫妇进行适度的性生活,维持家庭的和谐与幸福。

(5)定期进行健康检查:①恶性肿瘤的普查;②常见疾病的预防指导。

(6)激素替代疗法:在医生指导下合理补充雌激素并定期加用孕激素。

(二)社区绝经期妇女保健

1. 生理和心理变化特点

(1)生理变化特点:生殖器官萎缩;脂肪代谢障碍导致皮肤脂肪减少或过多;黑色素合

成减少使头发变白和脱落;内分泌的变化使面部及手臂、手背等处出现老年斑;钙质流失,易发生骨质疏松。

(2)心理变化特点:部分老年人对生理方面的退化现象感到悲观,或由于对死亡的恐惧而产生抑郁情绪。

2.社区绝经期妇女保健

(1)补钙:每日钙摄入量 800mg,增加奶类、深绿色蔬菜类、豆类、虾皮等高钙食物摄入。补充适量的维生素 D。

(2)保持适宜体重。

(3)饮食指导:饮食均衡,少油脂,多蔬果和优质蛋白,限制食盐摄入。

(4)预防妇科疾病,定期检查。

(5)性激素替代疗法的指导。

【导入案例评析】

1.根据案例中提供的资料,分析王女士和郑小姐分别存在哪些健康问题。

(1)陈女士存在的健康问题主要包括:①饮食不均衡:油炸食物食用过多,有高血压和高血脂风险;②舒适度的改变:与性腺功能减退导致神经、内分泌功能失调有关;③知识缺乏:缺乏有关更年期的卫生保健知识。

(2)郑小姐存在的健康问题:①饮食不均衡:食用过多脂肪含量较高的食物,水果蔬菜等纤维素含量较高的食物摄入较少,腌制类食物等含钠量较高的食物摄入偏多;②身体活动量少:运动量少,有便秘、腰背痛的风险;③孕期保健知识缺乏。

2.基于案例1,在社区如何开展围绝经期妇女保健?

(1)心理指导:帮助王女士进行自我心理调节,树立信心渡过围绝经期。避免过度紧张和劳累,积极参加文娱和体育锻炼;善于在生活中自得其乐,保持好奇心,保持乐观向上的情绪;妥善地处理人际关系,多接触年轻人;预防暴躁或内向性格倾向,增强对社会环境和自然环境的适应性。

(2)日常生活卫生保健指导:①合理饮食:饮食品种少、质量精,在保证热量的基础上增加食物种类。建议平衡膳食,摄入足量的优质蛋白质,限制脂肪摄入。推荐牛奶、豆浆等易于消化的含丰富蛋白质及适量脂肪的食品。避免油腻、高脂肪、高糖食物,如肥肉、猪油、甜点心、糖果等。高胆固醇食物宜控制摄入,如蛋黄、动物内脏、鳗鱼、肉皮等。宜多食新鲜蔬菜及含糖较少的水果。②合理运动与休息:社区护士首先应指导围绝经期妇女把工作、家务劳动和各项体育锻炼区别开来,推荐其易于接受的运动形式,如太极、广场舞、散步、慢跑等。帮助王女士根据个人的具体情况、爱好及体力选择不同的运动方式,养成运动习惯,以每周3~4次为宜。

(3)性生活指导:社区护士应从妇女个人的生理及心理上考虑指导其保持性生活,每月一两次性生活有助于调节围绝经期生活,保持生殖器官的良好状态。

(4)美容指导:社区护士应对围绝经期妇女进行必要的美容指导,延缓皮肤老化,建议围绝经期妇女根据个人皮肤特性,选择、使用营养性强、刺激性小的护肤品;在按摩师的正确指导下定期按摩,加强局部血液循环,促进皮肤代谢。同时,可根据个人特征进行化妆,体现精神面貌。

(5)配偶的支持:应教育丈夫了解妻子在围绝经期的生理、心理状况,使其能够理解、支持妻子,分担妻子的痛苦、烦恼,提供适时适宜的安慰,帮助妻子安全渡过这一时期。

(6)定期的妇科病普查(宫颈癌、乳腺癌等)能及早发现妇女的常见病和多发病,通过健康教育提高妇女自我保健意识,降低发病率,提高妇女健康水平和生活质量。

(7)激素替代疗法的指导:围绝经期妇女应在医生指导下评估激素替代疗法的风险与疗效,缓解绝经症状,如盗汗、潮热、阴道干涩、失眠、情绪障碍等,严格掌握适应证与禁忌证。

3.基于案例2,社区护士应教会孕妇和家属做好哪些自我保健工作?

(1)督促郑小姐定时进行产前检查,评估生理、心理、社会状况。

(2)合理的饮食营养:应保证每日摄入足够的热量、蛋白质、维生素、纤维素和微量元素,适当补充钙剂,以满足自身和胎儿的营养需求。纠正不良膳食习惯,减少油炸、腌制食品摄入。若出现恶心、呕吐等早孕反应,鼓励其摸索规律,控制呕吐,少食多餐,避免偏食。避免妊娠期盲目补充营养,减少辛辣食品、咖啡、浓茶等的摄入。

(3)合理运动:告知郑小姐应进行适当的室内及户外活动,以维持良好的姿势,促进胃肠蠕动,预防或减少腹胀及便秘发生。告知郑小姐可依据自身身体状况,依次循序增加活动量,自最简单、少量的运动开始,每天做20分钟产前运动。若无不适状况发生,宜每天执行以养成习惯,尤其是分娩时将使用相关肌肉群的运动,合理运动可为分娩做准备。

(4)心理指导:社区护士应动员孕妇的家庭成员、亲友、同事以及所在社区中的相关人员共同参与,根据孕妇的不同心理特点帮助和关心其生活,实施必要的心理护理。也可以组织孕妇交流活动,提供同伴交流,消除顾虑和恐惧,减轻精神紧张与压力,使其在妊娠期能够始终保持愉快而稳定的健康情绪。

【能力和知识拓展】

《中华人民共和国人口与计划生育法》(节选)

第十二届全国人民代表大会常务委员会第十八次会议决定对《中华人民共和国人口与计划生育法》作如下修改:

一、将第十八条第一款分为两款,作为第一款、第二款,修改为:"国家提倡一对夫妻生育两个子女。"

二、将第二十条修改为:"育龄夫妻自主选择计划生育避孕节育措施,预防和减少非意愿妊娠。"

三、将第二十五条修改为:"符合法律、法规规定生育子女的夫妻,可以获得延长生育假的奖励或者其他福利待遇。"

四、将第二十七条修改为："在国家提倡一对夫妻生育一个子女期间,自愿终身只生育一个子女的夫妻,国家发给《独生子女父母光荣证》。"

五、删去第三十六条第三项中的"实施假节育手术"。

《生育保险办法》(节选)

第二章 生育保险基金

第四条 生育保险基金由用人单位缴纳的生育保险费、生育保险基金的利息收入和依法纳入生育保险基金的其他资金构成。

第五条 生育保险基金按照"以支定收、收支平衡"的原则筹集和使用。

第六条 用人单位按照本单位职工工资总额的一定比例缴纳生育保险费,缴费比例一般不超过 0.5%,具体缴费比例由各统筹地区根据当地实际情况测算后提出,报省、自治区、直辖市批准后实施。超过工资总额 0.5% 的,应当报人力资源社会保障部备案。

第七条 生育保险费的征缴按照社会保险费征缴规定执行。

第八条 生育保险基金实行地(市)级统筹,逐步实行省级统筹。

第九条 生育保险基金存入财政专户并实行预算管理,执行国家社会保险基金管理办法。

第三章 生育保险待遇

第十条 职工所在用人单位依法为其缴纳生育保险费的,职工可以按照国家规定享受生育保险待遇。

第十一条 生育保险待遇包括生育医疗费用和生育津贴。

第十二条 生育医疗费用包括生育的医疗费用、计划生育的医疗费用和法律、法规规定的应当由生育保险基金支付的其他项目费用。生育的医疗费用指女职工在孕产期内因怀孕、分娩发生的医疗费用,包括诊治妊娠合并症、并发症的医疗费用。

计划生育的医疗费用指职工放置或者取出宫内节育器、施行输卵管或者输精管结扎及复通手术、实施人工流产术或者引产术等发生的医疗费用。

第十三条 参加生育保险的人员在协议医疗服务机构发生的生育医疗费用,符合生育保险药品目录、诊疗项目及医疗服务设施标准的,由生育保险基金支付。

需急诊、抢救的,可在非协议医疗服务机构就医。

第十四条 生育津贴是女职工按照国家规定享受产假或者计划生育手术休假期间获得的工资性补偿,按照职工所在用人单位上年度职工月平均工资的标准计发。

第十五条 生育津贴支付期限按照《女职工劳动保护特别规定》中关于产假的规定执行。女职工生育享受 98 天产假;难产的,增加产假 15 天;生育多胞胎的,每多生育 1 个婴儿,增加产假 15 天。女职工怀孕未满 4 个月流产的,享受 15 天产假;怀孕满 4 个月流产的,享受 42 天产假。

第十六条 按照国家规定由公共卫生服务项目或者基本医疗保险基金等支付的生育医疗费用,生育保险基金不再支付。

《中华人民共和国母婴保健法》(节选)

第三章　孕产期保健

第十四条　医疗保健机构应当为育龄妇女和孕产妇提供孕产期保健服务。孕产期保健服务包括下列内容:

(一)母婴保健指导:对孕育健康后代以及严重遗传性疾病和碘缺乏病等地方病的发病原因、治疗和预防方法提供医学意见;

(二)孕妇、产妇保健:为孕妇、产妇提供卫生、营养、心理等方面的咨询和指导以及产前定期检查等医疗保健服务;

(三)胎儿保健:为胎儿生长发育进行监护,提供咨询和医学指导;

(四)新生儿保健:为新生儿生长发育、哺乳和护理提供的医疗保健服务。

第十五条　对患严重疾病或者接触致畸物质,妊娠可能危及孕妇生命安全或者可能严重影响孕妇健康和胎儿正常发育的,医疗保健机构应当予以医学指导。

第十六条　医师发现或者怀疑患严重遗传性疾病的育龄夫妻,应当提出医学意见。育龄夫妻应当根据医师的医学意见采取相应的措施。

第十七条　经产前检查,医师发现或者怀疑胎儿异常的,应当对孕妇进行产前诊断。

第十八条　经产前诊断,有下列情形之一的,医师应当向夫妻双方说明情况,并提出终止妊娠的医学意见:胎儿患严重遗传性疾病的;胎儿有严重缺陷的;因患严重疾病,继续妊娠可能危及孕妇生命安全或者严重危害孕妇健康的。

第十九条　依照本法规定施行终止妊娠或者结扎手术,应当经本人同意,并签署意见。本人无行为能力的,应当经其监护人同意,并签署意见。依照本法规定施行终止妊娠或者结扎手术的,接受免费服务。

第二十条　生育过严重缺陷患儿的妇女再次妊娠前,夫妻双方应当到县级以上医疗保健机构接受医学检查。

第二十一条　医师和助产人员应当严格遵守有关操作规程,提高助产技术和服务质量,预防和减少产伤。

第二十二条　不能住院分娩的孕妇应当由经过培训合格的接生人员实行消毒接生。

第二十三条　医疗保健机构和从事家庭接生的人员按照国务院卫生行政部门的规定,出具统一制发的新生儿出生医学证明;有产妇和婴儿死亡以及新生儿出生缺陷情况的,应当向卫生行政部门报告。

第二十四条　医疗保健机构为产妇提供科学育儿、合理营养和母乳喂养的指导。医疗保健机构对婴儿进行体格检查和预防接种,逐步开展新生儿疾病筛查、婴儿多发病和常见病防治等医疗保健服务。

【实训与指导】

一、实训目标

1. 了解学生对社区妇女保健的概念和意义、孕期妇女保健、产褥期妇女保健和围绝经期妇女保健等基本知识的理解和掌握程度。

2. 训练理论知识结合实际情况的案例分析能力，灵活运用所学知识为社区妇女提供健康保健服务的基本能力。

3. 掌握文献检索能力，运用已学社区妇女保健相关知识，培养能够独立解决工作中遇到的困难的能力。

二、实训内容与形式

案情　怀孕应是一件幸福的事情，但孕育了新生命后，由于对自己生活环境和生活习惯造成了影响，以及抚养新生儿的辛劳，产妇容易在这个时期患上产后抑郁。以下是一位产后妈妈的自述：我工作压力大，一直感觉自己有焦虑状态，但是不影响日常生活。我有个坏习惯，一有身体异常就喜欢去百度查，搞得自己紧张兮兮的。这次生完孩子后先在医院住了一周，后来去了月子中心，开始的半个月左右晚上都是阿姨陪护，再加上月子中心房间空间狭小，又一个月不能洗头洗澡，心情很糟糕。在这期间因为乳腺本身有囊肿问题怕喂奶影响自己，瞎担心，跑了几次医院，医生都说没什么大问题，但总是不放心；又因为怀孕期间胃一直不舒服，产后依旧胃疼，去医院做了个胃镜，结果有胃息肉，回家担心得不行，从早到晚上网查啊查，又瞎担心宝宝是否有什么不健康。后来喉咙痛，挂水15天仍旧感觉不舒服，医生说我太过焦虑，其实本身就没什么问题了，再加上我有时候莫名哭泣，意识到自己患上产后抑郁了。我爸妈担心我，在我面前哭。再加上我家小区有个妈妈就是产后抑郁，在家跳楼死的，我怕我也会这样，又让爸妈很担心。我的症状就开始加重了，心悸，对什么都没兴趣，吃不下饭，睡不着觉，莫名害怕。

我后来又到上海一医院就诊，诊断为产后抑郁。服药10天以后觉得状态好了很多。因为心疼宝宝没母乳喂养，自主停药几天后继续哺乳。剪完手指甲后双手无名指指甲和手指交界处总是有异样感觉，内心烦躁不已，后继续服药一个月左右，效果不明显。后来再次去门诊，医生让加大药量，但还是没有明显改善，还是会觉得喉咙发紧，无法像正常人一样在不知不觉中完成吞咽。因为我本身有慢性咽炎，有的时候觉得嗓子正常，口水吞多了又觉得嗓子疼。自己跟自己说不要在意，可是脑子还是会特意去关注。

因为这个问题，心烦气躁，胸口憋闷。期间有段时间感觉不错，但是注意咽口水的问题反反复复，好了几天以后突然复发，复发一个星期左右又会感觉好点。

请思考并回答以下问题：

1. 产褥期妇女保健服务包括哪些？

2.请你跟随社区护士,对该辖区内的一位产后出院回到家中休养的产妇进行家庭访视,并撰写实习报告。

3.如果你是一名社区护士,在产后家庭访视中遇到上述案例中的产妇,该采取什么护理措施?

三、实训要领

1.了解产褥期妇女保健的服务内容和目标。

2.学习和掌握案例分析涉及的本章主要知识。

3.在社区护士的带领下,了解当地社区卫生服务中心对产褥期妇女的保健流程。

4.查找文献资料,学习产后抑郁的相关知识,针对本案例中的患者,提供相应的护理措施。

四、成果要求和评分

1. 分组或独立完成 如果以分组形式完成,应当明确案例分析过程中小组成员的具体分工,即资料查找、案例分析和总结归纳、撰写书面报告等工作。在研究过程中,所有成员应全程参与,在发挥同学主动性、积极性的基础上,加强同学间的互助、交流和协作。

2. 提交书面报告

(1)总结归纳产褥期妇女社区保健服务内容。

(2)跟随社区护士入户家访产妇,撰写实习报告。

(3)护理措施部分的字数在 1000 字左右,要求护理措施合理、全面,具有针对性。

3. 评分 分组完成的案例分析报告由组长根据小组成员在参与资料查找、小组讨论、案例分析、报告撰写等过程中的贡献度进行初步评分,最后由老师根据评分规则打分。独立完成的案例分析报告由老师根据评分规则打分。

附件:书面作业

案例分析报告

1.产褥期妇女保健服务包括哪些?

_____

_____

_____

_____

_____

2.请你跟随社区护士,对该辖区内的一位产后出院回到家中休养的产妇进行家庭访视,并撰写实习报告。

_____

_____

_____

_____

_____

3.如果你是一名社区护士,在产后家庭访视中遇到案例中的产妇,你该采取怎样的护理措施?

_____

_____

_____

_____

_____

第八章　社区老年人保健

教学资源

【学习目标】

1. 巩固　人口老龄化、老龄化社会等基本概念,以及老年人生理、心理特点,日常保健、社区老年人健康管理等知识点。

2. 培养　依据社区老年人生理、心理变化特点提供具有针对性的保健措施的基本能力。

3. 拓展　灵活运用社区老年人健康管理程序对老年人进行健康管理的能力。

【导入案例】

某社区养老发展路径研究

××社区居民有近万名,老年人比重较大,60岁及以上老年人口占了总人口的18%。为应对人口老龄化的挑战,××社区针对部分老年人年老体弱、身边缺人照料等实际情况实行社区居家养老服务模式。××社区养老服务中心设有社区卫生站、养生保健馆、老年餐厅、老年活动室、日间照料室等多个功能区域,依托信息化管理平台为老年人提供各种养老服务。这种养老模式把个人、社会及国家三方资源整合起来,以家庭为中心,依托社区,依靠专业化的服务,为居家老年人提供各种社会化服务,既未打破传统的养老观念,又把家庭养老与社会养老相结合,减轻了子女负担,也节约了个人与社会的经济成本。

尚存不足:经调查发现,××社区大多数老年人对经济保障、日常生活照顾、医疗保健和精神慰藉有普遍性需求。①经济保障:大部分老年人有退休金,个别无退休金的老年人会靠子女供养和亲属资助,还有的靠低保金生活,除此之外,有些患重病或长期有慢性病的老人由于开销较大,需要子女或亲朋好友的部分接济,社区针对这类人群的经济支持机制尚不完善。②日常生活照顾方面,很多老年人自己能够照顾自己,或由子女照顾。一般高龄老年人或患重病的老年人对社区日常生活照顾需求较多,需要上门服务或陪护等帮助,但这些服务尚未开展起来,需要老年人自己与有关服务公司联系。③医疗保健服务:社区给老年人定期义务体检,建立健康档案,有时举办一些健康讲座帮助老人科学养生、预防疾病。为老年人建立健康档案,一年身体检查一到两次,但社区体检的项目少,尚缺乏家庭病床和上门诊疗服务。④精神慰藉服务:社区成立了老年太极拳队、舞蹈队,不定期组织老年团体活动,但许多老年人希望活动更为丰富一些,希望社区能够提供平台,发挥余热,既能怡情也能回馈社会,实现自我价值。

建议:①居家养老服务人员可以与再就业工作相结合,比如,政府给予再就业者一些优惠补贴待遇,加上获得的养老服务补贴,达到提高困难群体收入和降低老年服务的费用与成本的双赢,从而使养老服务行业整体水平进一步提升。②完善养老服务内容,增加日常生活照料及医疗保健服务种类,满足多元化需求。③发挥志愿者在社区养老中的作用,积极鼓励老年人之间"结对子",把健康的低龄老人组织起来,建立志愿者队伍,为高龄老年人、生活不能自理老年人、空巢老年人等部分有困难的老年群体提供服务,既有助于发挥低龄老年人的余热,也有利于增进社区居民之间的交流及互助。

（案例来源:战晓华.辽宁省社区养老发展路径研究——以沈阳市 JA 社区为例[J].辽宁经济职业技术学院·辽宁经济管理干部学院学报,2015(6):28-30.）

请思考并回答以下问题:

1.上述案例所提到的老年人应享受的社会保障体系包括哪些?

2.上述案例中为何强调满足老年人的精神慰藉需求?

3.结合上述案例试阐述社区为老年人定期组织体检、建立健康档案及健康指导等的目的。

【主要知识点】

一、老年人与人口老龄化

(一)相关概念

1.老年人　世界卫生组织(WHO)将发达国家 65 岁以上,发展中国家 60 岁以上的人定为老年人(the elderly)。从 60 岁或 65 岁到死亡这段时间称为老年期。世界卫生组织根据现代人生理结构、心理上的变化,将老年期划分为三个阶段:60～74 岁为年轻老年人,75～89 岁为老年人,90 岁以上为长寿老年人。我国将老年期划分为四个阶段:45～59 岁为老年前期(中年人),60～89 岁为老年期(老年人),90～99 岁及以上为长寿期(长寿老人),100 岁及以上长寿期老人又叫寿星。

2.人口老龄化和老龄化社会　人口老龄化(population aging)是指老年人口占总人口比例不断上升的过程。按照世界卫生组织的划分标准,当发达国家 65 岁(含)以上人口与总人口的比例上升到 7％以上,或发展中国家 60 岁(含)以上人口与总人口的比例上升到10％以上,即为人口老龄化。达到这个标准的社会称为老龄化社会。根据老年人口系数的大小,可以将社会人口发展分为三个阶段(表 8-1)。

表 8-1　社会人口发展的划分标准(老年人口系数)

社会发展阶段	发达国家(％)	发展中国家(％)
青年型社会	<4	<8
成年型社会	4～7	8～10
老年型社会	≥7	≥10

3. 老年人口负担系数　老年人口负担系数是指老年人口数量占劳动人口总数的比例,即:

$$老年人口负担系数 = \frac{老年人口数量}{15 \sim 60 \ 岁的人口总数} \times 100\%$$

老年人口负担系数客观反映了老年人在劳动人口中的比重,常作为反映社会负担情况的一个重要指标,也是计算和预测老年人经济负担和老年社会保障负担的基本数据。

二、老年人社会保障体系

(一)我国老年人养老保障层次

1. 自我保障　包括家庭保障和个人保障,养老经费和服务来源于家庭或个人储蓄,是养老保障的基础。

2. 政府保障　政府作为直接责任主体,向所有老年人提供最基本的收入保障,体现"普惠式"特性。

3. 差别性职业养老保障　政府主导,统一政策规范、统一税制优惠,由雇主与雇员分担缴费责任,兼顾公平与效率。

4. 补充保障　是职业福利的重要组成部分,由劳动者所在单位提供补充养老保险,缴费由雇主或者雇主与雇员共同承担,政府实施鼓励政策,不具体干预。

5. 市场提供　主要指各种商业保险公司提供的商业人寿保险服务,完全市场行为,通过市场提供的产品以市场交易的方式来完成,政府在商业保险的法律框架内进行监管,缴费由个人或家庭承担,是一种社会化的自我保障。

(二)我国老年人社会保障体系

1. 养老保险　劳动者达到法定退休年龄退休后,可从政府和社会得到一定的经济补偿、物质帮助和服务。

2. 医疗保险　即城镇职工医疗保险制度,是根据财政、企业和个人的承受能力所建立的,以保障职工基本医疗需求。基本医疗保险费用由用人单位和职工个人共同缴纳。

3. 社会救助　是我国社会保障的核心内容之一,包括城乡居民最低生活保障、灾害救助、医疗救助、农村特困户救助、五保供养、失业救助、教育救助、法律援助等内容。目前我国正加大老年社会救助力度:完善城乡最低生活保障制度,将符合条件的老年人全部纳入最低生活保障范围;根据经济社会发展水平,适时调整最低生活保障和农村五保供养标准;完善城乡医疗救助制度,着力解决贫困老年人的基本医疗保障问题;完善临时救助制度,保障因灾因病等支出性生活困难老年人的基本生活。

4. 社会福利　社会福利包括内容广泛,不仅包括生活、教育、医疗方面的福利待遇,而且包括交通、文娱、体育、欣赏等方面的待遇,着力提高被服务对象的生活质量。老年人福利是社会福利体系中的一项重要内容,是养老保险的延续和提高,在保障老年人基本物质需要、解决好"养"这个问题的基础上,进一步满足老年人精神文化生活的需要,努力实现

"老有所养、老有所医、老有所为、老有所乐"。

5. 社会互助　由社会团体和社会成员自愿组织和参与扶弱济困活动,是社会保障体系的补充,包括提供资金与提供服务。社会互助主要形式包括工会、妇联、老年协会等群众团体组织的群众性互助互济活动;民间公益事业团体组织的慈善救助活动;城乡居民自发组成的各种形式的互助组织活动等。我国政府一直提倡和鼓励老年人社会互助,"银龄行动"逐步发展。

6. 老年人长期照护保障　我国老年人长期照护尚没有纳入社会保障体系,主要依赖于老年人家庭和老年人自身的积蓄。当前老年人长期照护机构、队伍的建设及长期照护保险亟待研究。

三、老年人生理、心理特点及日常保健

(一)老年人生理特点及日常保健

1. 老年人各系统老化特点及常见健康问题　随着年龄的增长,机体逐渐出现衰老现象,各项生理功能随之下降,因此带来一系列健康问题。老年人老化现象及由此带来的常见健康问题见表 8-2。

表 8-2　老年人老化现象及常见健康问题

名称	老化现象	常见健康问题
心血管系统	心肌萎缩,收缩力下降;心脏瓣膜变得僵硬,心脏传导系统功能变差,压力感受器的敏感性降低;血管硬化,血管瓣膜功能变差;自主神经调节功能变差	心排血量减少,心力储备降低,容易产生疲劳和眩晕;可能出现心脏杂音、心动过缓及其他心律失常现象;容易产生体位性低血压;易发生静脉曲张、肢端水肿;高血压患病率高
呼吸系统	胸廓外形改变,肋软骨失去弹性,呼吸辅助肌张力减小,肺组织弹性降低;呼吸道黏膜变薄,腺体和淋巴组织萎缩,黏膜 sIgA 减少,防御能力减退;纤毛萎缩,咳嗽反射能力降低	老年性肺气肿;活动无耐力,易疲劳,易出现呼吸困难;易发生呼吸道感染,易痰液潴留
消化系统	唾液分泌减少,牙齿脱落,吞咽反射变差,食道蠕动功能下降;消化液、消化酶分泌减少;胃排空延缓,胃肠蠕动功能下降	食欲下降,消化功能下降,营养失调;吞咽困难,易呛咳、误吸;易发生噎食;易发生便秘
运动系统	神经传导减慢,反应时延长,平衡能力下降;肌肉萎缩,关节退化,骨质增生;骨质流失,骨量减少	体形改变,活动力和柔软度减低,耐力变差;关节疼痛,关节活动度降低;骨质疏松,身高变矮,易骨折

（续表）

泌尿系统	肾血流量降低，肾功能减退；膀胱容量减少，括约肌张力降低，尿道黏膜萎缩；男性前列腺增生		肾脏排泄功能减退，易发生药物中毒；易发生夜尿增多、尿频、尿潴留、排尿困难、尿失禁；易发生尿路感染
神经系统	神经纤维传导减慢，神经递质改变，脑组织萎缩；脑血管硬化，脑血流减少		反应变慢，记忆、思维能力减退；易眩晕，平衡能力下降，易跌倒
感觉系统	皮肤	皮肤血流减少，皮肤变薄；皮脂腺分泌减少；感受器敏感性降低	皮肤易受伤，不易愈合；皮肤干燥，易出现皮肤瘙痒症；对痛、热、压力等的敏感性降低，易烫伤、冻伤，易出现压疮
	嗅觉味觉	味蕾数目减少，嗅觉、味觉感受器感受阈值增高	食欲减退，过分使用调味品；辨别气味和味道的能力降低
	视觉	泪腺分泌减少；晶体弹性变差，眼肌调节能力下降，瞳孔舒缩能力减退；晶体变黄；黄斑变性，视细胞萎缩	眼睛干涩；老花眼，对光线明暗的适应能力下降；黄色滤镜作用，对蓝绿紫色觉能力下降；视力下降
	听觉	耳郭弹性减弱，耳垢变稠，鼓膜弹性降低，听小骨硬化；耳蜗供血减少，毛细胞萎缩，听神经功能减退	听力下降
内分泌及免疫系统	内分泌腺体萎缩，相应的内分泌激素改变：性激素下降，肾上腺皮质激素分泌减少，甲状腺素分泌减少，胰岛素生物活性降低；免疫器官萎缩，免疫细胞减少，免疫功能降低		易发生更年期综合征，应激能力降低，甲状腺功能减退等；易患感染性疾病、自身免疫性疾病

2. 老年人患病特点

（1）症状体征不典型：老年人由于机体生理功能减退，对体内外异常刺激的反应不敏感，感受性降低，常出现不典型症状或体征，易被忽视或误诊、漏诊。

（2）同时患多种疾病：老年人同时患有多种疾病极为常见，原因如下：①老年人各系统生理功能存在不同程度老化，一个系统的异常可导致另一个或几个系统的异常；②多种疾病互相掩盖，临床上常发生一种疾病掩盖另一种疾病的现象，当某种疾病出现急性变化时可使其他器官功能突然发生障碍；③各种症状的出现及损伤的累积效应随年龄增加而逐渐增加；④老年人患病后，同时使用多种药物，以及药物动力学原因，可导致医源性疾病的发生。

（3）病程长、病情重、恢复慢、并发症多：老年人易患多种慢性病，起病隐匿，当症状明显时,病情往往已发展到晚期严重的程度。患病后病情恢复慢,常难恢复到患病前的健康状态。同时,老年人组织器官功能减退,储备能力和代偿能力差,常易发生各种并发症。

(4)病情进展迅速,容易出现危象:由于老年人组织器官储备能力降低,代偿能力差,当慢性病或急性病发作时,容易出现器官功能衰竭,造成病情发展迅速、复杂化,容易出现危象且不易控制。

(5)易发生意识障碍:老年人大脑萎缩,中枢神经系统功能减退,脑动脉硬化易致脑供血不足,使老年人患病时容易发生意识障碍或出现神经精神症状。

(6)易引起药物的毒性反应:老年人常多病并存,需要长期服用多种药物,且由于老年人肝肾功能减退,药物排泄功能受损,造成药物在体内蓄积,易导致毒性反应。

3. 老年人日常保健

(1)建立健康的生活方式:应合理饮食与营养、戒烟限酒、作息规律、劳逸结合、适量运动、培养良好的兴趣等。

(2)预防跌倒、误吸、噎食等意外事件:评估老年人自身状况及居住环境的安全性,对危险因素进行预防或去除。

(3)保持大便通畅:告知老年人多饮水、多食膳食纤维高的食物,养成每天定时排便的习惯,保持大便通畅。

(4)预防直立性低血压:进行起床、起立等动作时应缓慢,坚持适宜的体育锻炼。

(5)预防皮肤瘙痒:注意保持皮肤湿润状态。

(6)防治骨质疏松:坚持适宜运动,每天进食奶制品,常晒太阳,避免骨折。

(7)增进自理能力:注意预防心脑血管意外和跌倒导致的骨折,积极锻炼身体,利用先进科技手段尽可能地提升生活自理能力。

(8)预防压疮:卧床老年人每 2 小时翻身一次,根据情况使用气垫或水垫等,保持皮肤、床褥的干燥、清洁,防止皮肤擦伤等。

(二)老年人心理特点及保健

1. 老年人心理特点

(1)人格改变:如固执、守旧、猜疑、孤独、抑郁、伤感等。

(2)情感改变:如情绪不稳定等。

(3)认知能力和自我意识的改变:表现为反应速度减慢,注意力涣散,解决问题的能力降低。近期记忆减退,远期记忆清晰,对新知识、新事物接受较困难等。

2. 影响老年人心理的常见因素

(1)生理功能衰退:老年人大脑功能、感官系统功能下降,使老年人记忆力、思维能力、听力、视力等减退,易导致如抑郁、焦虑等心理问题的产生。

(2)消极心理的自我暗示:社会、家人及自身对衰老不正确的认识,导致老年人易出现消极心理,如"没多少活头、老了就没用了"等。

(3)脱离社会:退休等原因使大部分老年人的社会地位发展变化,人际交往范围缩小,老年人心理感受能力降低,逐渐脱离社会。

(4)角色改变:步入老年期,大多数老年人退出职场,收入减少,社会角色、家庭角色转换,如在心理上不能进行很好的调节会出现退休综合征、抑郁等心理问题。

(5)丧偶:丧偶对老年人来说是一重大生活事件,会使老年人感到生活无望、乏味,甚至一蹶不振。

(6)其他:如社会文化因素和死亡的威胁等。

3. 老年人心理日常保健

(1)加强老年人自身心理保健:保持积极心态,正确面对生活事件;懂得动、静、乐、寿的道理;坚持学习,坚持用脑;亲近大自然;发展多方面的兴趣;寻求必要的帮助。

(2)营造健康和谐的家庭氛围:为老人的衣、食、住、行、学、乐等创造一定的条件;理解、尊重老人;不让老年人为子女的事操心;支持丧偶老年人再婚。

(3)营造敬老尊老的社会环境:弘扬敬老爱老的社会文化;完善各类老年人福利机构建设;加强老年人的社会服务工作;丰富老年人生活。

四、社区老年人健康管理

(一)健康老年人标准及联合国老年人原则

1. 健康老年人标准

(1)重要脏器的增龄性改变未导致功能异常,无重大疾病,相关高危因素控制在与年龄相适应的达标范围内,具有一定的抗病能力。

(2)认知功能基本正常,能适应环境,处事乐观积极,自我满意或自我评价好。

(3)能恰当处理家庭和社会人际关系,积极参与家庭和社会活动。

(4)日常生活活动正常,生活自理或基本自理。

(5)营养状况良好,体重适中,保持良好生活方式。

2. 联合国老年人原则

(1)独立原则。

(2)参与原则。

(3)保健和照顾原则。

(4)自我实现或自我成就原则。

(5)尊严性原则。

(二)社区老年人健康管理的目标

(1)增强老年人自我照顾能力。

(2)延缓恶化和衰退。

(3)提高生活质量。

(4)支持濒死病人并保持其舒适及尊严。

（三）老年人健康管理服务规范

1.服务对象　辖区内 65 岁及以上常住居民。

2.服务内容　每年为老年人提供 1 次健康管理服务,包括生活方式和健康状况评估、体格检查、辅助检查和健康指导。主要内容如下:

（1）生活方式和健康状况评估:通过问诊及老年人健康状态自评了解其基本健康状况、体育锻炼、饮食、吸烟、饮酒、慢性疾病常见症状、既往所患疾病、治疗及目前用药和生活自理能力等情况。

（2）体格检查:包括体温、脉搏、呼吸、血压、身高、体重、腰围、皮肤、浅表淋巴结、心脏、肺部、腹部等常规体格检查,并对口腔、视力、听力和运动功能等进行初步测量、判断。

（3）辅助检查:包括血常规、尿常规、肝功能(血清谷草转氨酶、血清谷丙转氨酶和总胆红素)、肾功能(血清肌酐和血尿素氮)、空腹血糖、血脂和心电图检测。

（4）健康指导:根据体检情况,告知健康体检结果并进行相应健康指导,主要有:①对发现已确诊的原发性高血压和 2 型糖尿病等患者纳入相应的慢性病患者健康管理;②对体检中发现有异常的老年人建议定期复查;③进行健康生活方式以及疫苗接种、骨质疏松预防、防跌倒措施、意外伤害预防和自救等健康指导;④告知或预约下一次健康管理服务的时间。

3.服务流程　社区老年人健康管理服务的流程如图 8-1 所示。

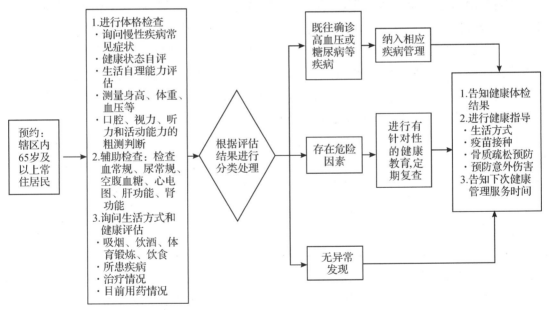

图 8-1　社区老年人健康管理服务流程

4.服务要求

（1）开展老年人健康管理服务的乡镇卫生院和社区卫生服务中心应当具备服务内容所需的基本设备和条件。

（2）加强与村(居)委会、派出所等相关部门的联系,掌握辖区内老年人口信息变化。加强宣传,告知服务内容,使更多的老年人愿意接受服务。

(3)每次健康检查后及时将相关信息记入健康档案。

(4)积极应用中医药方法为老年人提供养生保健、疾病防治等健康指导。

【导入案例评析】

1.上述案例所提到的老年人应享受的社会保障体系有哪些?

案例中提到大部分老年人有退休金,属于养老保险范畴。养老保险是指劳动者达到法定退休年龄退休后,可从政府和社会得到一定的经济补偿、物质帮助和服务。养老保险是老年社会保障体系的重要组成部分,目的是保障老年人的基本生活需求,为其提供稳定可靠的生活来源。

案例中提到个别无退休金的老年人会靠子女供养和亲属资助,部分依靠低保金生活,即满足最低生活保障,属于社会救助范畴。社会救助是我国社会保障的核心内容之一,最根本的目的是扶贫济困,保障困难群体的最低生活需求。

案例中提到社区为老年人提供的医疗保健服务和精神慰藉服务属于社会福利范畴。社会福利着力提高被服务对象的生活质量。老年人福利是社会福利体系中的一项重要内容,是养老保险的延续和提高,在保障老年人基本物质需要、解决好"养"的问题的基础上,进一步满足老年人精神文化生活的需要,努力实现"老有所养、老有所医、老有所为、老有所乐",意义重大。

2.上述案例中为何强调满足老年人的精神慰藉需求?

随着年龄的增长,老年人的生理功能衰退,造成行动不便、记忆力下降、感知觉减退或易患慢性病等,导致其生活质量下降,容易产生抑郁、焦虑等心理问题;退休等原因使大部分老年人的社会地位发展变化,人际交往范围缩小,逐渐脱离社会,社会角色、家庭角色也会发生转换,如不能很好调节会出现消极心理问题;另外,丧偶对老年人更是影响巨大,会使老年人出现生活无望、乏味,甚至一蹶不振;其他原因如社会文化背景、死亡威胁等均会影响老年人心理。综上原因,老年人易发生人格、情感等变化。因此,需要社区工作人员积极关注,对老年人及其家属进行健康宣教,从老人层面上促进其进行自身心理保健,从家属层面上营造健康和谐的家庭氛围,在社区层面上,营造敬老尊老的环境,如弘扬敬老爱老的社会文化;丰富社区活动,充实老年人生活;加强老年人的社会服务工作,帮助实现自我价值等,以满足精神慰藉需求。

3.结合上述案例试阐述社区为老年人定期体检、建立健康档案及健康指导等的目的。

生理功能的衰退、不良的生活方式或心理调适不良等,均易导致老年人出现健康问题,但由于老年人患病的特殊性,如症状体征不典型,易患多种慢性病,病程长、病情重、恢复慢、并发症多,病情进展迅速,容易出现危象等,需要社区对其进行健康管理,如定期体检、建立健康档案等。通过健康管理措施,以达到增强老年人自我照顾能力、延缓恶化和衰退、提高生活质量、支持濒死病人并保持其舒适及尊严的目的。

【能力和知识拓展】

《中华人民共和国老年人权益保障法》(节选)

第二十八条 国家通过基本养老保险制度,保障老年人的基本生活。

第二十九条 国家通过基本医疗保险制度,保障老年人的基本医疗需要。享受最低生活保障的老年人和符合条件的低收入家庭中的老年人参加新型农村合作医疗和城镇居民基本医疗保险所需个人缴费部分,由政府给予补贴。

有关部门制定医疗保险办法,应当对老年人给予照顾。

第三十条 国家逐步开展长期护理保障工作,保障老年人的护理需求。

对生活长期不能自理、经济困难的老年人,地方各级人民政府应当根据其失能程度等情况给予护理补贴。

第三十一条 国家对经济困难的老年人给予基本生活、医疗、居住或者其他救助。

老年人无劳动能力、无生活来源、无赡养人和抚养人,或者其赡养人和抚养人确无赡养能力或者抚养能力的,由地方各级人民政府依照有关规定给予救助。

第三十三条 国家建立和完善老年人福利制度,根据经济社会发展水平和老年人的实际需要,增加老年人的社会福利。

国家鼓励地方建立八十周岁以上低收入老年人高龄津贴制度。

第三十四条 老年人依法享有的养老金、医疗待遇和其他待遇应当得到保障,有关机构必须按时足额支付,不得克扣、拖欠或者挪用。

第三十七条 地方各级人民政府和有关部门应当采取措施,发展城乡社区养老服务,鼓励、扶持专业服务机构及其他组织和个人,为居家的老年人提供生活照料、紧急救援、医疗护理、精神慰藉、心理咨询等多种形式的服务。

对经济困难的老年人,地方各级人民政府应当逐步给予养老服务补贴。

第三十八条 地方各级人民政府和有关部门、基层群众性自治组织,应当将养老服务设施纳入城乡社区配套设施建设规划,建立适应老年人需要的生活服务、文化体育活动、日间照料、疾病护理与康复等服务设施与网点,就近为老年人提供服务。

发扬邻里互助的传统,提倡邻里间关心、帮助有困难的老年人。

鼓励慈善组织、志愿者为老年人服务。倡导老年人互助服务。

第三十九条 各级人民政府应当根据经济发展水平和老年人服务需求,逐步增加对养老服务的投入。

各级人民政府和有关部门在财政、税费、土地、融资等方面采取措施,鼓励、扶持企业事业单位、社会组织或者个人兴办、运营养老、老年人日间照料、老年文化体育活动等设施。

第五十条 各级人民政府和有关部门应当将老年医疗卫生服务纳入城乡医疗卫生服务规划,将老年人健康管理和常见病预防等纳入国家基本公共卫生服务项目。鼓励为老年人提供保健、护理、临终关怀等服务。

第五十一条 国家和社会采取措施,开展各种形式的健康教育,普及老年保健知识,增强老年人自我保健意识。

第五十六条 老年人因其合法权益受侵害提起诉讼缴纳诉讼费确有困难的,可以缓交、减交或者免交;需要获得律师帮助,但无力支付律师费用的,可以获得法律援助。

第五十七条 医疗机构应当为老年人就医提供方便,对老年人就医予以优先。有条件的地方,可以为老年人设立家庭病床,开展巡回医疗、护理、康复、免费体检等服务。

提倡为老年人义诊。

第六十五条 国家推动老年宜居社区建设,引导、支持老年宜居住宅的开发,推动和扶持老年人家庭无障碍设施的改造,为老年人创造无障碍居住环境。

第六十六条 国家和社会应当重视、珍惜老年人的知识、技能、经验和优良品德,发挥老年人的专长和作用,保障老年人参与经济、政治、文化和社会生活。

第六十七条 老年人可以通过老年人组织,开展有益身心健康的活动。

第六十八条 制定法律、法规、规章和公共政策,涉及老年人权益重大问题的,应当听取老年人和老年人组织的意见。

老年人和老年人组织有权向国家机关提出老年人权益保障、老龄事业发展等方面的意见和建议。

第六十九条 国家为老年人参与社会发展创造条件。根据社会需要和可能,鼓励老年人在自愿和量力的情况下,从事下列活动:

(一)对青少年和儿童进行社会主义、爱国主义、集体主义和艰苦奋斗等优良传统教育;

(二)传授文化和科技知识;

(三)提供咨询服务;

(四)依法参与科技开发和应用;

(五)依法从事经营和生产活动;

(六)参加志愿服务、兴办社会公益事业;

(七)参与维护社会治安、协助调解民间纠纷;

(八)参加其他社会活动。

第七十条 老年人参加劳动的合法收入受法律保护。

任何单位和个人不得安排老年人从事危害其身心健康的劳动或者危险作业。

第七十一条 老年人有继续受教育的权利。

国家发展老年教育,把老年教育纳入终身教育体系,鼓励社会办好各类老年学校。

各级人民政府对老年教育应加强领导,统一规划,加大投入。

第七十二条 国家和社会采取措施,开展适合老年人的群众性文化、体育、娱乐活动,丰富老年人的精神文化生活。

第七十三条 老年人合法权益受到侵害的,被侵害人或者其代理人有权要求有关部门处理,或者依法向人民法院提起诉讼。

人民法院和有关部门,对侵犯老年人合法权益的申诉、控告和检举,应当依法及时受理,不得推诿、拖延。

第七十四条 不履行保护老年人合法权益职责的部门或者组织,其上级主管部门应当给予批评教育,责令改正。

国家工作人员违法失职,致使老年人合法权益受到损害的,由其所在单位或者上级机关责令改正,或者依法给予处分;构成犯罪的,依法追究刑事责任。

第七十五条　老年人与家庭成员因赡养、抚养或者住房、财产等发生纠纷,可以申请人民调解委员会或者其他有关组织进行调解,也可以直接向人民法院提起诉讼。

人民调解委员会或者其他有关组织调节钱款纠纷时,应当通过说服、疏导等方式化解矛盾和纠纷,对有过错的家庭成员,应当给予批评教育。

【实训与指导】

一、实训目标

1. 检验对人口老龄化现状、我国人口老龄化带来的问题、老年人社会保障体系、老年人生理心理特点及日常保健、社区老年人健康管理等知识点的理解和掌握程度。

2. 训练理论结合实际的案例分析能力,检索案例相关文献资料能力、归纳总结提炼关键问题等基本能力。

3. 训练运用社区老年人健康管理程序进行老年人慢性病管理的能力。

二、实训内容与形式

案情　失偶老年人的社区工作服务模式

失偶老年人是指 60 岁以上失去配偶的老年人。与非失偶老年人相比,失偶老年人常常陷入悲伤、忧郁、孤独等心理困境之中,往往更渴望得到社会的尊重、关心和支持。长沙市岳麓区望城坡街道办事处管辖的 CH 社区,有失偶老年人 187 位,对这 187 位老年人的调查数据进行统计分析,总结出失偶老年人面临的主导性需求包括生理健康需求、心理健康需求和社会交往需求三个方面。

生理健康需求方面,经调查,失偶老年人均具有不同形式的健康问题,如表 8-3 所示。

表 8-3　CH 社区失偶老年人健康状况

疾病	高血压	高血糖	心脏病	糖尿病	支气管炎	关节炎
人数	81	30	34	40	15	21
疾病	肝病	肺病	骨质疏松	白内障	胆结石	肠胃病
人数	13	65	48	4	27	42
疾病	动脉硬化	表达障碍	神经痛	腰间键盘突出		远视
人数	10	2	6	31		80

心理健康需求方面,经调查,多数失偶老年人出现落寞孤寂、烦恼苦闷等不良情绪,其中,老年人落寞孤寂的原因 49％是配偶离世,20％是缺乏活动;因缺乏交往、身体原因以及经济困难导致落寞孤寂情绪的较少,分别为 13％、12％和 6％(表 8-4)。

表 8-4　CH 社区失偶老年人情绪状况

情绪状况	乐观向上	落寞孤寂	偶尔烦恼苦闷	其他
人数	45	97	39	6

社会交往需求方面,根据调查,失偶老人的日常生活主要是做饭、买菜、打扫卫生、散步等,其中有 90% 以上的老人每天都要看电视,这成了他们日常消遣的主要生活内容(表8-5)。

表 8-5　CH 社区失偶老年人社会交往状况

日常活动	看电视	跳舞	照顾小孩	玩棋牌	做理疗
人数	167	21	125	84	43

针对失偶老年人现存问题,社区工作者科学运用社区发展模式、社区策划模式、社区照顾模式和社区行动模式进行以下实践:①科学运用社区发展模式,积极提升失偶老年人的社区归属感;②科学运用社区策划模式,切实满足失偶老年人的精神生活需求;③科学运用社区照顾模式,努力扩大失偶老年人的社会支持网络;④科学运用社区行动模式,尽快完善失偶老年人的政策援助体系。

(案例来源:陈成文,姚晓,吴芳.提升抗逆力:失偶老人的社区工作服务模式——基于长华社区的个案研究[J].社会工作,2016(4):87-93.)

请思考并回答以下问题:

1.该案例为何重点将失偶老年人纳入社区卫生服务范围?

2.选取 CH 社区失偶老年人所患疾病中的一种,针对这类人群设计健康教育活动方案。

3.结合 CH 社区失偶老年人社会交往状况及情绪状况,试阐述社区如何对其进行干预。

二、实训要领

1.了解案例涉及的社区开展失偶老年人社区工作模式的背景和实践。

2.理解和掌握社区老年人心理保健相关知识。

3.查找文献资料,实地调研,掌握社区老年人相关慢性疾病健康管理。

三、成果要求和评分

1. 分小组完成　小组成员自行分工,对案例分析过程实行任务分解,即分别以 1 名同学为主分段承担资料查找、案例分析和总结归纳、撰写书面报告等工作。研究过程应当在充分发挥所有成员同学主动性、积极性的基础上实现同学间的互助、交流和协作。

2. 提交书面报告

(1)设计健康教育活动方案可根据社区实地调研进行。

（2）分析部分的字数在 1000 字左右，要求观点明确、说理清楚，既要讲清楚作为理由和依据的基本知识，更要针对案情事实进行分析并得出明确的结论。

3.评分　分组完成的书面报告由组长根据小组成员在参与资料查找、小组讨论、案例分析、活动参与、报告撰写等过程中的贡献度进行初步评分，最后由老师根据评分规则打分。

附件：书面作业

案例分析报告

1.该案例为何重点将失偶老年人纳入社区服务范围？

_____

_____

_____

_____

_____

2.选取 CH 社区失偶老年人所患疾病中的一种，针对这类人群设计健康教育活动方案。

_____

_____

_____

_____

3.结合 CH 社区失偶老年人社会交往状况及情绪状况，试阐述社区如何对其进行干预。

_____

_____

_____

_____

第九章　社区突发性公共卫生事件的应对

教学资源

【学习目标】

1. 巩固　社区突发性公共卫生事件的概念、特征、分类、分级标准及管理、社区护士在突发性公共卫生事件中的职责和作用等主要知识点。

2. 培养　分析社区突发性公共卫生事件类型和级别的基本能力。

3. 拓展　灵活运用社区突发性公共卫生事件管理的能力。

【导入案例】

某市学校发生集体食物中毒事件

某中学共有学生 1132 名,其中寄宿生 730 名,通勤学生 402 名,24 个班级,88 名老师,7 名食堂工作人员。周一至周五上课,周六至周日放假。某日 17:20 开始有学生出现腹痛、腹泻、呕吐、恶心和头痛、头昏等症状。第二天晨检发现有 80 余名同学出现同类症状。7 点 30 分学校向所在社区卫生服务中心报告,中心接到报告后立即赶赴现场进行核实,及时开展救治。8 点 30 分向市疾控中心报告,市疾控中心立即将情况报告市卫生局和省疾控中心,并于 9 点 20 分调集流行病学、食品卫生学、微生物检验、理化检验等学科专业人员展开调查。第三天请省疾控中心专家一起,成立联合调查组对该突发事件进行应急处置,89 名符合病例定义的学生均得到有效救治,无重症病例和死亡病例,事态得到有效控制,处置得当。

请思考并回答以下问题:

1. 上述案例属于突发公共卫生事件的何种等级?

2. 除食物中毒外,我国突发公共卫生事件还有其他哪几类?

3. 社区护士在此次事件中能够起到哪些作用?

【主要知识点】

一、突发性公共卫生事件的概念及特征

(一)突发性公共卫生事件的概念

突发性公共卫生事件是指突然发生,造成或者可能造成社会公众健康严重损害的重

大传染病疫情、群体性不明原因疾病、重大食物和职业中毒以及其他严重影响公众健康的事件。

(二)突发性公共卫生事件的特征

1. 突发性和意外性 事件暴发的时间、地点、方式、种类不易预测,甚至是不可预测,有非常大的意外性。

2. 群体性或社会危害性 所危及的对象往往不是个体或家庭,而是一个比较大的人群、社区,甚至整个社会。

3. 对社会危害的严重性 由于事件发生突然,累及人数多,对公众身心健康、生命安全、社会经济发展和生态环境等均造成不同程度的危害。

4. 处置的综合性和系统性 由于事件发生突然,其现场救护、控制和转运救治、原因调查、善后处理等应急处理工作,需在政府统一指挥下进行,各系统、各部门根据相关应急预案的规定各司其职,有条不紊地开展工作。

5. 发生及产生的后果常与责任部门和人员履行职责的程度有关 事件的发生及严重程度往往由人的行为决定,且事件发生多与违法行为、责任心不强、违规和违章操作有直接关系。

二、突发性公共卫生事件的分类

按发生原因不同,突发性公共卫生事件可分为以下几类:

(一)生物病原体所致的疾病

寄生虫病和各类传染病(包括人畜共患传染病),以及地方病区域性流行、暴发流行或出现死亡;预防接种或服药后出现群体性异常反应;群体性医院感染等。

(二)不明原因引起的群体发病或死亡

在相对集中的某个区域,短时间内同时或相继出现具有相同临床症状的多名患者,且病例数量不断增加,影响范围不断扩大,又不能明确发病原因的疾病。

(三)重大食物中毒和职业中毒

包括中毒人数众多或有危重症患者的细菌性、化学性食品污染和中毒,有毒动、植物的重大食物中毒以及从事有毒、有害作业而造成多人职业性中毒。

(四)自然灾害所致疾病

如地震、海啸、暴风雪等自然灾害所引发的严重影响公众健康的多种疾病,包括传染病的发生与流行及心理疾病在内的诸多公共卫生问题。

(五)有害有毒因素污染造成的群体中毒

因污染所致,如水体污染、大气污染以及影响公共安全的放射性物质泄漏等所造成的污染,波及范围极广。

(六)意外事故所致死亡

主要包括工矿企业的各类安全事故、交通运输事故、公共设施和设备事故等造成的经济损失和人员死亡。

三、突发性公共卫生事件的分级标准

根据突发性公共卫生事件性质、危害程度、涉及范围,将突发性公共卫生事件划分为特别重大(Ⅰ级)、重大(Ⅱ级)、较大(Ⅲ级)和一般(Ⅳ级)四级。

四、社区护士在突发性公共卫生事件中的作用

(一)突发性公共卫生事件发生前的作用

事件发生前社区护士的工作着重于预防、保护和准备。

(二)突发性公共卫生事件发生时的作用

社区护士应联系其他救援人员,实施医疗卫生救援,建立伤员安置点,对伤员分类并进行现场救治,安排伤员分流或转诊等。

(三)突发性公共卫生事件发生后的作用

社区护士要对安置区的伤病员进行护理,并进行合理的转诊,对事故现场进行清理,事后还要对应急反应计划及预案进行评价并提出整改意见。

五、社区突发性公共卫生事件的预防

(一)公共卫生监督

社区护士和卫生防疫人员应相互配合,对社区内的大气、水体、土壤、噪声和食品卫生进行安全监督和检查。

(二)参与突发性公共卫生事件的风险管理

社区护士应熟悉社区环境及居民的基本情况,协助相关部门开展突发性公共卫生事件风险排查,收集和提供风险信息,参与风险评估和应急预案的制订。

(三)对社区居民进行相关知识的健康教育与技能培训

社区护士应做好传染病等的护理管理,采用宣传海报、知识讲座等多种形式有计划地组织开展预防传染病宣传活动、火灾发生逃生技能培训等,提高居民自我防范意识和自救与他救的能力。

(四)帮助居民排除可能发生的种种隐患

督促家长及时为需要实施计划免疫的适龄儿童接种疫苗,建议年老体弱等重点人群在传染病流行期间接种疫苗,进行人工免疫,降低人群易感性。

(五)应对和急救处理方法的演练

社区护士要配合居民委员会及其他相关部门,组织社区居民进行水灾、火灾、地震和

意外事故及冲突等事件的应对和急救处理方法的演练。

六、社区突发性公共卫生事件的现场救助

(一)伤病员的预检分诊

预检分诊是指评估伤病员身体状况的紧急和严重程度,以及同时处理多位伤病员时的优先顺序,达到在最短的时间内尽可能多地抢救伤病员的目的。

1. 常用检伤分类的方法

(1)START 法(simple triage and rapid treatment,即简单检伤并快速处理法):该方法可快捷地进行伤病员分类,在 30～60 秒内完成对单个伤病员的检伤分类,最适用于初步检伤。此方法通过评估伤病员的行动能力、呼吸、循环和精神状态,并将伤病员分为四个组,分别用红、黄、绿和黑色标识。预检分诊的流程如下:

1)行动能力检查:将能行走的伤病员列入绿色组,暂不进行处理;不能行走者进行第二步检伤——检查呼吸情况。

2)呼吸检查:没有自主呼吸的须打开气道,开放气道后仍无呼吸的列入黑色组,不予处理。开放气道后有呼吸者列入红色组,立即处理;存在自主呼吸,但呼吸次数每分钟超过 30 次者列入红色组,立即处理;每分钟呼吸 30 次以下者可进行第三步检伤——检查循环系统状况。

3)循环检查:桡动脉搏动不存在且甲床毛细血管充盈时间＞2 秒者为循环衰竭的危重症患者,列入红色组,立即处理;桡动脉搏动存在且甲床毛细血管充盈时间＜2 秒者为循环良好,可进行第四步检伤——检查意识状态。

4)意识状态检查:简单询问并命令其做诸如张口、抬手等简单动作。不能正确回答问题、进行指令动作者多为危重症患者,列入红色组,立即处理;能回答问题、进行指令动作者可初步列为黄色组,延迟治疗。

分类过程中,仅为伤病员提供必需的急救措施,如开放气道、止血等,强调在每位伤病员身上评估和处置的时间不超过 60 秒。

(2)急救检伤分类(Triage Sieve):通过评估伤员的自行行走情况、呼吸情况、循环情况,将伤病员分为不同的优先处理等级,分别为优先级 1(immediate)、优先级 2(urgent)、优先级 3(delayed)、和无优级(deceased)四组。

2. 现场检伤后的分类 根据检伤结果,通常可将伤病员分成四类,即对轻、重、危重伤病员和死亡人员分别采用红、黄、绿(或蓝)、黑四色作标志,将分类标记用塑料材料制成腕带,扣系在伤病员或死亡人员的手腕或脚踝部位。

(1)红:非常紧急,第一优先处置。伤病员伤情或者病情危重,生命体征不稳定,需立即给予基本的生命支持,应在 1 小时内送往医院救护。

(2)黄色:紧急,第二优先处置。伤病员生命体征稳定,有潜在危险。此类伤病员应在被发现后 4～6 小时内进行初步紧急救护后优先转运。

(3)绿色:不紧急,第三优先处置。伤病员伤情或者病情较轻,能行走,现场无须特殊治疗,并根据现场条件延迟转运。

(4)黑色:死亡者。伤病员已死亡,没有生还可能,停放在特定区域,并妥善保存其所有物品以备后期查验。

(二)伤病员的现场救护

1. 现场评估 首先进行现场判断,及时了解情况,包括现场的安全性、引起的原因、受伤人数等。在现场进行救护时,可能会有意外因素使参与救护者产生危险,救护者应先排险后施救。必要时救护人员可采用防护用品,防止有害因素侵害自己。

2. 检伤分类 根据现场情况进行检伤分类,并分别标记不同的醒目颜色,以便后续救治辨认或采取相应的措施。

3. 现场救护技术 社区护士要迅速将伤病员转送出危险区,遵照"先救命后治伤、先救重后救轻"的原则开展工作。常用的急救技术主要有以下九个方面:①根据病情安置合适体位,如对意识丧失者,去枕仰卧,头偏向一侧,保持呼吸道通畅,防止窒息;需心肺复苏者取仰卧位,双臂置于躯干两侧,松解衣领、腰带;②对呼吸、心脏骤停的伤病员立即实施初级心肺复苏术;③对活动性出血的伤病员采取有效的止血措施;④对有伤口的伤病员,进行有效的包扎,对疑有骨折的伤病员进行临时固定,疑有脊柱损伤者,立即制动,对肠膨出、脑膨出的伤员进行保护性包扎,对开放气胸者行封闭包扎;⑤对休克或休克先兆的伤病员行抗休克治疗;⑥对张力性气胸伤病员,用带有单向引流管的粗针头穿刺排气;⑦对大面积烧灼伤的伤病员,给予创面保护;⑧对中毒的伤病员,及时注射解毒药或排毒处理;⑨对传染病患者,应将其送往指定医疗单位就诊,或就地进行隔离、抢救、治疗,对传染病患者密切接触者采取医学观察。

(三)伤病员的转运

当现场环境处于危险或伤病员情况允许时,尽快将伤病员转送至医院,尽可能早地接受专科医生的治疗,并做好以下工作:

(1)对已经检伤分类待送的伤病员进行复检,对有活动性大出血或转运途中有生命危险的急危重症患者,应就地先予抢救、治疗,做必要的处理后在监护下转运。

(2)认真填写转运卡,提交接纳的医疗机构,并报现场医疗卫生救援指挥部汇总。

(3)在转运途中,医护人员必须密切观察伤病员病情变化,并确保治疗持续进行。

(4)在转运过程中要科学搬运,避免造成二次损伤。

(5)合理分流伤病员或按现场医疗卫生救援指挥部指定的地点转送,任何医疗机构不得以任何理由拒诊、拒收伤病员。

【导入案例评析】

1. 上述案例属于突发性公共卫生事件何种等级?

上述案例属于突发性公共卫生事件的Ⅳ级:一次食物中毒人数 30～99 人,未出现死亡病例。

2.除食物中毒外,我国突发性公共卫生事件还有其他哪几类?

除食物中毒外,我国突发性公共卫生事件还包括以下五类:

(1)生物病原体所致的疾病:寄生虫病和各类传染病(包括人畜共患传染病),以及地方病区域性流行、暴发流行或出现死亡;预防接种或服药后出现群体性异常反应;群体性医院感染等。

(2)不明原因引起的群体发病或死亡:在相对集中的某个区域,短时间内同时或相继出现具有相同临床症状的多名患者,且病例数量不断增加,影响范围不断扩大,又不能明确发病原因的疾病。

(3)自然灾害所致疾病:如地震、海啸、暴风雪等自然灾害所引发的严重影响公众健康的多种疾病,包括传染病的发生与流行及心理疾病在内的诸多公共卫生问题。

(4)有害有毒因素污染造成的群体中毒:因污染所致,如水体污染、大气污染以及影响公共安全的放射性物质泄漏等所造成的污染,波及范围极广。

(5)意外事故所致死亡:主要为工矿企业的各类安全事故、交通运输事故、公共设施和设备事故等造成的经济损失和人员死亡。

3.社区护士在此次事件中能够起到哪些作用?

在此次食物中毒事件发生时,社区护士应联系其他救援人员,实施医疗卫生救援,对中毒学生进行现场救治,安排分流或转诊,同时统筹安排其他人员的工作,协助其他部门人员开展调查;事后还要配合学校和相关人员对应急反应计划及预案进行评价,提出整改意见。

【能力和知识拓展】

《突发公共卫生事件应急条例》(节选)

第六条　县级以上各级人民政府应当组织开展防治突发事件相关科学研究,建立突发事件应急流行病学调查、传染源隔离、医疗救护、现场处置、监督检查、监测检验、卫生防护等有关物资、设备、设施、技术与人才资源储备,所需经费列入本级政府财政预算。

第八条　国务院有关部门和县级以上地方人民政府及其有关部门,应当建立严格的突发事件防范和应急处理责任制,切实履行各自的职责,保证突发事件应急处理工作的正常进行。

第十一条　全国突发事件应急预案应当包括以下主要内容:

(一)突发事件应急处理指挥部的组成和相关部门的职责;

(二)突发事件的监测与预警;

(三)突发事件信息的收集、分析、报告、通报制度;

(四)突发事件应急处理技术和监测机构及其任务;

　　（五）突发事件的分级和应急处理工作方案；

　　（六）突发事件预防、现场控制，应急设施、设备、救治药品和医疗器械以及其他物资和技术的储备与调度；

　　（七）突发事件应急处理专业队伍的建设和培训。

　　第十三条　地方各级人民政府应当依照法律、行政法规的规定，做好传染病预防和其他公共卫生工作，防范突发事件的发生。

　　县级以上各级人民政府卫生行政主管部门和其他有关部门，应当对公众开展突发事件应急知识的专门教育，增强全社会对突发事件的防范意识和应对能力。

　　第十七条　县级以上各级人民政府应当加强急救医疗服务网络的建设，配备相应的医疗救治药物、技术、设备和人员，提高医疗卫生机构应对各类突发事件的救治能力。

　　设区的市级以上地方人民政府应当设置与传染病防治工作需要相适应的传染病专科医院，或者指定具备传染病防治条件和能力的医疗机构承担传染病防治任务。

　　第十八条　县级以上地方人民政府卫生行政主管部门，应当定期对医疗卫生机构和人员开展突发事件应急处理相关知识、技能的培训，定期组织医疗卫生机构进行突发事件应急演练，推广最新知识和先进技术。

　　第十九条　国家建立突发事件应急报告制度。

　　国务院卫生行政主管部门制定突发事件应急报告规范，建立重大、紧急疫情信息报告系统。

　　有下列情形之一的，省、自治区、直辖市人民政府应当在接到报告1小时内，向国务院卫生行政主管部门报告：

　　（一）发生或者可能发生传染病暴发、流行的；

　　（二）发生或者发现不明原因的群体性疾病的；

　　（三）发生传染病菌种、毒种丢失的；

　　（四）发生或者可能发生重大食物和职业中毒事件的。

　　国务院卫生行政主管部门对可能造成重大社会影响的突发事件，应当立即向国务院报告。

　　第二十条　突发事件监测机构、医疗卫生机构和有关单位发现有本条例第十九条规定情形之一的，应当在2小时内向所在地县级人民政府卫生行政主管部门报告；接到报告的卫生行政主管部门应当在2小时内向本级人民政府报告，并同时向上级人民政府卫生行政主管部门和国务院卫生行政主管部门报告。

　　县级人民政府应当在接到报告后2小时内向设区的市级人民政府或者上一级人民政府报告；设区的市级人民政府应当在接到报告后2小时内向省、自治区、直辖市人民政府报告。

　　第二十六条　突发事件发生后，卫生行政主管部门应当组织专家对突发事件进行综合评估，初步判断突发事件的类型，提出是否启动突发事件应急预案的建议。

　　第三十一条　应急预案启动前，县级以上各级人民政府有关部门应当根据突发事件的实际情况,做好应急处理准备,采取必要的应急措施。

应急预案启动后,突发事件发生地的人民政府有关部门,应当根据预案规定的职责要求,服从突发事件应急处理指挥部的统一指挥,立即到达规定岗位,采取有关的控制措施。

医疗卫生机构、监测机构和科学研究机构,应当服从突发事件应急处理指挥部的统一指挥,相互配合、协作,集中力量开展相关的科学研究工作。

第三十二条　突发事件发生后,国务院有关部门和县级以上地方人民政府及其有关部门,应当保证突发事件应急处理所需的医疗救护设备、救治药品、医疗器械等物资的生产、供应;铁路、交通、民用航空行政主管部门应当保证及时运送。

第三十三条　根据突发事件应急处理的需要,突发事件应急处理指挥部有权紧急调集人员、储备的物资、交通工具以及相关设施、设备;必要时,对人员进行疏散或者隔离,并可以依法对传染病疫区实行封锁。

第三十四条　突发事件应急处理指挥部根据突发事件应急处理的需要,可以对食物和水源采取控制措施。

县级以上地方人民政府卫生行政主管部门应当对突发事件现场等采取控制措施,宣传突发事件防治知识,及时对易受感染的人群和其他易受损害的人群采取应急接种、预防性投药、群体防护等措施。

第三十五条　参加突发事件应急处理的工作人员,应当按照预案的规定,采取卫生防护措施,并在专业人员的指导下进行工作。

第三十七条　对新发现的突发传染病、不明原因的群体性疾病、重大食物和职业中毒事件,国务院卫生行政主管部门应当尽快组织力量制定相关的技术标准、规范和控制措施。

第四十条　传染病暴发、流行时,街道、乡镇以及居民委员会、村民委员会应当组织力量,团结协作,群防群治,协助卫生行政主管部门和其他有关部门、医疗卫生机构做好疫情信息的收集和报告、人员的分散隔离、公共卫生措施的落实工作,向居民、村民宣传传染病防治的相关知识。

第四十二条　有关部门、医疗卫生机构应当对传染病做到早发现、早报告、早隔离、早治疗,切断传播途径,防止扩散。

【实训与指导】

一、实训目标

1.考查学生对社区突发性公共卫生事件的概念、分类、分级、管理及社区护士在突发性公共卫生事件中的职责和作用等基本知识的理解和掌握程度。

2.训练理论结合实际的分析能力,检索相关文献及资料的能力。

3.掌握应对社区突发性公共卫生事件的能力。

二、实训内容与形式

案情 2014 年某市城区一个社区接连发生火灾、集体食物中毒事件,社区卫生服务中心和其他相关部门积极处理,但仍然引起了社区恐慌,带来较为不良的影响。相关部门在调查过程中发现,社区居民对此类突发公共卫生事件的认知情况和应对能力均较差,同时了解到社区护士在承担突发性公共卫生事件的应急处理、疾病的健康促进及健康教育干预等方面的业务能力也有所欠缺。作为突发性公共卫生事件应急网络的基层,社区疾病预防、追踪调查、健康教育等均离不开社区卫生服务中心。此社区卫生服务中心在对护士进行系统培训后,在全社区开展居民公共卫生事件相关知识的健康教育及应急能力的培训。

通过系统培训,社区护士了解到在发达国家和地区,社区护士的培养已形成科学规范的管理体系,社区护理工作已向专科化发展,每个社区配有专门的社区公共卫生护士。美国在 20 世纪初即开始培养公共卫生护士,并创办了《公共卫生护士》杂志,其社区护士以本科以上学历为主,公共卫生专科护士则必须有公共卫生硕士学历背景;英国突发性公共卫生事件的应急处理主要由社区健康服务中心执行,定期对社区护士开展有关公共卫生、传染病等知识的培训;日本在社区护士的教育及培养上同样注重公共卫生知识的培训,每个街道均配有专业的社区公共卫生护士。上述国家社区护士的教育课程不仅有基础的护理课程,还需要有预防医学、流行病学、传染病学、伦理学、心理学、卫生统计学等其他公共卫生课程。

随后,社区卫生服务中心拟订计划,采用多种形式,如宣传海报、知识讲座等,组织和开展各类突发性公共卫生事件的健康教育,让社区居民了解各类事件的相关知识。此外,社区护士还定期举办技能培训和应急演练,如人工呼吸、胸外按压等基本的现场急救技能,火灾、地震发生后逃生技能和应急演练等,发动广大社区居民参加各种突发性公共卫生事件的应对处置工作,真正提高社区居民的自我防护意识和参与应急处置的能力,让他们在突发事件来临时,不逃避,不恐慌,能够沉着、冷静应对。

请思考并回答以下问题:

1.结合相关资料,分析我国社区护士在突发性公共卫生事件应急处理方面的业务能力尚有哪些不足之处。

2.评价案例中社区卫生服务中心对居民进行的相关知识的健康教育与技能培训。

3.试述案例中介绍的国外社区公共卫生应急护理培训对我国的启示。

三、实训要领

1.学习和掌握案例分析涉及的本章主要知识。

2.查找资料,结合所学知识评价该社区开展的健康教育与技能培训,如有不足之处,请进行适当补充。

3.检索与我国社区护士突发性公共卫生事件应急处理能力及培养现状有关的文献

资料。

4.根据本章知识以及相关文献资料,阐述国外社区公共卫生应急护理现状与培养模式对我国的启示。

四、成果要求和评分

1. 分组或独立完成　对实训任务进行分解,即分别以 1 名同学为主分段承担资料查找、总结归纳、撰写书面报告等工作。应当在充分发挥所有成员同学主动性、积极性的基础上实现同学间的互助、交流和协作。

2. 提交书面报告

(1)归纳总结我国社区护士突发性公共卫生事件应急处理能力现状、培养现状。

(2)分析部分的字数要求在 2000 字左右,表达清楚,观点明确。

3. 评分　分组完成的社区健康教育计划报告由组长根据小组成员在参与资料查找、小组讨论、报告撰写等过程中的贡献度进行初步评分,最后由老师根据评分规则打分。

附件:书面作业

案例分析报告

1.简述我国社区护士突发性公共卫生事件应急处理能力现状。

_____

_____

_____

_____

_____

_____

2.分析

(1)结合相关资料,分析我国社区护士在突发性公共卫生事件应急处理方面的业务能力尚有哪些不足之处。

_____

_____

_____

_____

_____

(2)评价案例中社区卫生服务中心对居民进行相关知识的健康教育与技能培训。

_____

_____

_____

_____

(3)试述案例中介绍的国外社区公共卫生应急护理培训对我国的启示。

_____

_____

_____

_____

第十章　社区慢性病管理

教学资源

【学习目标】

1. **巩固**　慢性病的概念、特点、分类以及危险因素、影响因素等主要知识点；
2. **培养**　利用社区慢性病管理常用指标分析问题的基本能力；
3. **拓展**　运用社区慢性病患者个体化干预的能力。

【导入案例】

社区护士主导的团队管理对改善高血压患者自我管理行为
及血压控制状况的效果

　　高血压是我国成年人最常见的慢性病，社区卫生服务已成为高血压防治管理的第一线。我国社区管理实施的是以全科医生为核心的团队管理，社区护士主要辅助医生为患者提供服务，其功能发挥有限，而全科医生短缺现象在我国也尤为突出。因此，在我国探索以社区护士为主导的高血压团队管理对提升社区护士角色功能和促进社区慢性病管理服务方式的改革有重要意义。

　　社区护士主导的团队主要由在各自的社区卫生服务中心通过抽签选取 1 个全科医学团队，团队成员包括护理学院研究方向为社区护理的教授 1 名和护理学专业研究生若干名；医院心血管疾病医疗专家、高血压临床护理专家、心理咨询师及营养师各 1 名；社区卫生服务中心的全科医生 1 名和护士 4 名。其中，社区护士主导管理服务，领导、组织、协调管理的实施，除提供直接干预外，还参与提供其他各项具体的服务，如就高血压患者管理问题协调、沟通其他团队成员，定期组织团队小组会议，及时将管理中发现的问题及干预实施中存在的问题反馈给全科医师、医院和学院专家，团队成员共同商议对策，解决问题；安排患者参与集体干预；作为个体化管理者对患者实施个体化管理，定期进行电话或家庭访视、个别咨询等。

　　社区护士主导的团队在成都市武侯区 12 所卫生服务机构中，在与学校有密切合作、就近和充分尊重社区参与意愿的基础上，选择承担本校实习教学任务的 A 社区作为本研究的实验组，B 社区作为对照组。每组各纳入 102 例已被确诊的原发性高血压患者。

　　社区护士主导的团队实施的干预措施有集体干预和个体化管理。第一，集体干预。在 2 年的干预期内，以半年为 1 个周期，共实施 4 个周期的集体干预，每个周期包括 5 个主题，分 5 次实施。实施方式包括集体讲座、集体咨询、同伴教育及小组讨论等。集体讲座内容包括前2个周期进行系列讲座,由医院临床专家、学院专家及全科医生担任主讲者,主题内容为高血压的饮食治疗、运动治疗、药物治疗、高血压患者的护理、高血压患者心理调适5个方面。第二,个体化管理。根据居住区域将患者平均分配给4名社区护士进行个体化管理。社区护士对管理的患者每月进行1次随访服务。随访的方式包括社区门诊诊疗随访、门诊咨询随访、电话随访、家庭访视等;每次随访时间为30~45分钟,主要对患者进行全面评估,检查患者落实干预措施的情况,了解患者存在的问题,针对问题制订个体化的干预目标和计划,并进行相应的指导。随访内容包括《社区高血压病例管理规范》要求的随访表、项目组补充的随访表及个体化管理计划;个体化管理计划是社区护士根据评估的患者情况制订的有针对性的管理目标和计划,并重点对患者现存的问题进行健康教育和指导。社区护士在随访中遇到问题不能处理时,请全科医生指导或将患者转介给全科医生。第三,发放日志与健康教育资料。要求患者记录日常自我管理情况,包括所用药物、家庭监测血压、运动、生活方式及疾病管理中出现的问题,随访时供护士查阅;向患者发放由项目组编制的高血压健康教育资料,汇编干预期间专家健康教育讲义,并印制成册,发放给患者及家属以便随时学习,并告知患者有疑问时主动咨询。第四,强调家属参与和监督患者实施干预计划。调动患者及家属参与管理的积极性:社区护士鼓励患者家属与患者共同学习,参与患者的管理,并监督患者自我管理的实施;对积极性不高的患者通过电话或家庭访视了解原因,并对其进行劝说鼓励,提高患者积极性。第五,对照组干预方法。按照《社区高血压病例管理规范》要求,进行以全科医生为核心的团队管理,服务内容包括患者就诊时为其测量血压,在医生指导下对需要随访的患者进行电话或家庭随访、健康教育,并将随访资料录入电脑等。

(案例来源:董婷,刘素珍,李继平,等.社区护士主导的团队对高血压患者的管理及效果评价[J].中华护理杂志,2017,52(6):680-685.)

请思考并回答以下问题:

1.社区中如何筛查高血压患者?

2.高血压患者的社区随访管理有哪些流程?

3.高血压患者的健康指导内容有哪些?

【主要知识点】

一、慢性病概述

(一)慢性病的概念

慢性病为慢性非传染性疾病的简称,是一组发病率、致残率和死亡率高,严重耗费社会资源,危害劳动力人口健康的疾病,也是可预防、可控制的疾病。

(二)慢性病的特点

1.病因复杂、起病隐匿。

2.病程长、并发症多。

3.可预防、可控制，不可治愈。

4.长期治疗、照顾及康复，负担沉重。

（三）慢性病分类及危险因素

1.分类　慢性病可按照国际疾病系统分类法、慢性病对患者的影响程度及疾病起病情况进行分类。

（1）按照国际疾病系统分类法

1）肿瘤：包括各个脏器组织与器官的恶性肿瘤，还包括原为肿瘤、良性肿瘤及动态未定或未知的肿瘤等。

2）内分泌、营养代谢疾病：甲状腺疾病、糖尿病、肥胖、营养不良、代谢紊乱等。

3）精神和行为障碍：神经症（焦虑、抑郁等）、精神分裂症、神经衰弱、老年痴呆等。

4）循环系统疾病：高血压、冠心病、脑血管病、心肌梗死、肺心病等。

5）呼吸系统疾病：肺炎、慢性支气管炎、肺气肿、慢性阻塞性肺疾病等。

6）消化系统疾病：胃炎、消化性溃疡、胰腺炎、胆石症、胆囊炎、脂肪肝、肝硬化等。

7）肌肉骨骼系统和结缔组织疾病：关节病、脊椎病、软骨病、骨质疏松症等。

（2）按照慢性病对患者的影响程度

1）致命性慢性病：包括肺癌、肝癌、胰腺癌、乳腺癌转移、恶性黑色素瘤、骨髓衰竭、后天免疫不全综合征、肌萎缩侧索硬化等。

2）可能威胁生命的慢性病：肺气肿、脑卒中、胰岛素依赖型成人糖尿病、心肌梗死、慢性乙醇中毒、血友病、镰状细胞贫血、老年痴呆、硬皮病等。

3）非致命性慢性病：青光眼、高血压、慢性支气管炎、支气管哮喘、胃溃疡、偏头痛、胆结石、继发性过敏、帕金森病、风湿性关节炎、骨关节炎、痛风等。

（3）按照疾病起病情况

1）急发性：起病突然，但病理变化已经有相当长的时间，如脑卒中、心肌梗死等。

2）渐发性：发病缓慢，出现临床症状后经过或长或短的一段时间才能确诊的疾病，如高血压、帕金森病、风湿性关节炎等。

2.危险因素　导致慢性病的危险因素主要包括不良生活方式与行为因素、环境因素与精神心理因素等可改变危险因素和个人的生物、遗传等不可改变的危险因素。

（1）生物、遗传及家庭因素：慢性病可发病于任何年龄，一般年龄越大，器官功能老化越明显，发生慢性病的概率就会越大。而且高血压、糖尿病、乳腺癌、精神分裂症、动脉粥样硬化心脏病等具有家族聚集倾向，这可能与家族共同的生活习惯有关。另外，慢性病患病率在不同年龄段、不同性别上也具有显著差异。

（2）不良生活方式与行为习惯：不良生活方式与行为习惯是慢性病的主要危险因素，也是个体、家庭和社区慢性病防治的重点。主要包括不合理膳食，如高盐、高脂、高胆固醇、高糖饮食，腌制或熏制食品的摄入，以及偏食、暴饮暴食、摄盐过多等不良饮食习惯。

另外还包括久坐不动、体育锻炼和日常活动量少等缺乏运动的生活方式,以及吸烟、过量饮酒、饮浓茶或浓咖啡等不良生活习惯。

(3)精神心理因素:工作节奏过快、生活压力大,会导致紧张、恐惧、失眠,甚至精神失常。长期处于精神压力下,可使血压升高、血中胆固醇增加,还会降低机体的免疫功能,增加发生慢性病的可能。如人际关系不协调、各种挫折等导致的长期消极情绪,可引发抑郁症,也是肿瘤、心血管发病的重要心理因素;而情绪激动、重大生活事件等则常是急性心肌梗死、出血性脑卒中的诱发因素。

(4)环境因素:包括空气污染、噪声、水污染等自然环境因素,这与恶性肿瘤或肺部疾病等慢性病的发生密切相关。社会环境中,卫生政策、医疗卫生服务体系、社会资源、教育程度以及文化习俗等因素会直接或间接地影响慢性病的发生,影响人群的健康水平。

(四)慢性病的影响

1. 慢性病对患者的影响　　慢性病患者易出现生理功能障碍,导致自理能力低下,需要长期照顾和治疗;会出现不同程度的压力、挫折感及抑郁等心理问题;从事职业活动的慢性病患者,会在工作性质、工作时间、工作责任等方面受到影响;患者参与社交活动会受到限制等。

2. 慢性病对患者家庭的影响　　慢性病需要长期照护与治疗,其治疗期间昂贵的医疗费用会耗尽家庭资源,从而引发家庭成员的心理压力,加重经济负担。需要家庭成员及时调整角色并尽快适应照顾者角色,并应最大限度地利用家庭和社会资源。另外,慢性病患者的家属或照顾者是隐性患者,也需要关注和及时了解这些对象的身体、心理等方面的情况,避免家庭中出现追加的患者。

3. 慢性病对社会的影响　　慢性病发病率高、死亡率高,而且慢性病的相关危险因素的流行日益严重。慢性病患者的长期疾病照护,更多部分需要社会来承担,大大增加了社会医疗服务及资源的消耗。而且,慢性病患者工作能力衰退、工作时间缩短等,从整体上降低了工作效率,使社会经济效益减少。另外,慢性病患者的增多,使医疗服务需求显著增加、医疗费用居高不下,更加迫切需要社会医疗保障制度和社会互助措施等福利保障体系的援助,这些因素均加重了社会负担。

(五)慢性病社区管理的意义

1. 控制疾病发生发展,提高防治效果　　社区慢性病管理,针对性地改善患者的生活方式与不良行为,控制慢性病的危险因素,从根本上延缓慢性病的发生与发展,提高慢性病的预防和治疗效果。

2. 增强居民身心健康,降低医疗费用　　通过对社区全体人群的及早、及时筛查,预防和控制慢性病的危险因素,是一项投资小、产出大、效益高的防治措施。不仅可减少患者家庭的经济负担,还可缓解国家相关医疗费用不断增长的压力。

3. 发挥社区优势,合理利用资源　　在社区开展个体、家庭及社区群体慢性病健康管理,利用方便、可及的社区医疗服务体系,针对全体人群和不同患病程度人群,提供长期、连续、综合的社区医疗护理服务,达到合理利用卫生资源的目的。

二、社区慢性病管理常用健康指标

(一)社区常用的健康指标

1. 人口统计学指标

(1)人口数(population):是指一定时点、一定范围内、有生命的个体的总和。

(2)人口密度(population density):是指一定时期单位土地面积上的人口数。

$$人口密度 = \frac{某地区人口数(人)}{该地区土地面积(平方千米)}$$

(3)人口自然生长率(natural population growth rate):反映的是人口自然增长的程度和趋势,一般用千分数(‰)表示。

$$人口自然增长率 = 出生率 - 死亡率$$

(4)出生率(birth rate):又称粗出生率,常用于计算人口自然增长率,一般用千分数(‰)表示,是反映一个国家或地区人口生育水平的基本指标。

$$出生率(粗出生率) = \frac{某年某地区出生人数}{该地区同期平均人口数} \times 1000‰$$

2. 疾病与暴露关系指标

(1)发病率(incidence rate):是指一定时期内,某人群中新发生某病的频率。通过发病率可分析出某病对人群健康的威胁程度、发病原因和评价疾病预防效果或干预效果等。

$$发病率 = \frac{某人群观察期内某病的新病例数}{同期暴露人口数} \times k (k = 100\%, 1000‰ \cdots)$$

(2)罹患率(attack rate):是指短时间内某一范围的发病率,观察期可以月、周、日或一个流行期为时间单位。

$$罹患率 = \frac{观察期内某病新病例数}{同期暴露人数} \times k (k = 100\%, 1000‰)$$

(3)患病率(prevalence rate):又称现患率或流行率,是指在某一特定时期内,一定人群中或受检人群中某病的现患病例数(包括新病例和旧病例)所占的比例。

$$患病率 = \frac{特定时间内某人群中发生某病新旧病例数}{同期观察人数} \times k$$

$$(k = 100\%, 1000‰, 10000/万, 100000/10万)$$

(4)感染率(infection rate):是指在受检人群中某病的感染情况,通常用百分率表示。

$$感染率 = \frac{受检者中某病的阳性人数}{某病受检人数} \times 100\%$$

(5)续发率(secondary attack rate):又称二代发病率,是指在一定观察期或潜伏期内某种传染病在易感接触者中受感染后发病的续发病例占所有易感接触者总人数的百分率。

$$续发率 = \frac{潜伏期内易感接触者中的续发病例数}{易感接触者总人数} \times 100\%$$

3. 疾病死亡相关指标

(1)死亡率(mortality rate)：是指在一定时期内某人群发生死亡的频率，通常时期为一年。

$$死亡率 = \frac{某地区某人群某年总死亡数}{该地区该人群同年平均人口数} \times k$$

$$(k=1000‰ 或 100000/10 万)$$

1)婴儿死亡率(infant mortality rate)：是指 1 年内不满 1 周岁婴儿死亡人数与全年活产数的比值。

$$婴儿死亡率 = \frac{某年不满 1 周岁婴儿死亡数}{同年活产数} \times 1000‰$$

2)5 岁以下儿童死亡率(under 5 mortality rate)：是指某年 5 岁以下儿童死亡数(婴儿死亡数)与同年活产数的比值。

$$5 岁以下儿童死亡率 = \frac{某年 5 岁以下儿童死亡数}{同年活产数} \times 1000‰$$

3)孕产妇死亡率(maternal mortality rate)：每万例活产或每 10 万例活产中孕产妇的死亡数，是评估妇幼卫生和产科工作的重要指标。

$$孕产妇死亡率 = \frac{某年孕产妇死亡数}{同年内活产数} \times 100000/10 万$$

4)年龄(性别)死亡专率(gender-specific death rate, age-specific death rate)：是指按年龄(性别)分组计算的死亡率。

$$年龄(性别)死亡专率 = \frac{某年龄(性别)(组)死亡数}{同期该年龄(性别)(组)年平均人数} \times 1000‰$$

(2)死因构成比(proportion of cases of death)：是用于观察造成当地居民死亡的主要原因，通常按顺序列出前 10 位主要死因，以观察其动态变化。

$$死因构成比 = \frac{某病(伤)死亡人数}{总死亡数} \times 100\%$$

4. 疾病管制效果指标

(1)治愈率(recovery rate, curative ratio)：是指接受治疗的患者中治愈的频率或某种病可治愈的概率。

$$治愈率 = \frac{某病治愈患者数}{收治该病患者数} \times 100\%$$

(2)有效率：是指接受治疗的患者中治疗有效的频率。

$$有效率 = \frac{某病治疗有效人数}{收治该病患者数} \times 100\%$$

(3)生存率(survival rate)：又称存活率，是指患某病的人或接受某种治疗措施的患者，经过 n 年的随访，通常随访时间为 1 年、3 年、5 年或 10 年，直到随访结束时仍存活的患者数占观察患者总数的比例。

$$n 年生存率 = \frac{随访满 n 年尚存活的患者数}{随访满 n 年的患者数} \times 100\%$$

5. 其他指标

(1)预防接种率(immunity vaccination rate):指按照免疫程序进行某疫苗预防接种的人数与该疫苗应接种人数之比。

$$某病预防接种率＝\frac{已按接种程序接种某疫苗的人数}{该疫苗应接种的人数}×100\%$$

(2)漏报率(rate of missing report):是指调查人群或医院在某一时期内法定传染病漏报病例数占调查中查出的总病例数的百分比。

$$居民漏报率＝\frac{居民中查出的某病漏报的病例数}{同期居民中查出的漏报病例数＋已报告病例数}×100\%$$

$$门诊漏报率＝\frac{在门诊(医院)中查出该地区某病漏报的病例数}{同期在门诊(医院)诊断的某病总病例数}×100\%$$

(3)迟报率(rate of delayed report):是指在被调查单位中一定时间内超过传染病报告时限的报告病例数占已报告病例数的比例。

$$迟报率＝\frac{迟报传染病例数}{一定时期内报告的总病例数}×100\%$$

(4)死卡率:是指由于传染病报告卡填写不详或虽有地址但找不到患者等传染病报告卡的死卡数与同期报告卡数之比。

$$死卡率＝\frac{死卡数}{同期报告卡数}×100\%$$

三、社区慢性病管理流程

慢性病社区管理,首先对社区人群进行筛查,其次,根据筛查结果对人群进行分类,最后,针对各类人群进行有针对性的慢性病防治管理并进行效果评价。

(一)社区慢性病筛查与检测

1. 社区慢性病筛查

主要通过居民健康档案建立、入户调查、健康体检、临床诊疗资料等渠道获取社区内患有慢性病的患者的相关信息。

2. 社区慢性病危险因素评估

(1)个体危险因素评估:

1)行为危险因素:主要包括膳食、身体活动、饮酒和吸烟等。

2)生物危险因素:主要收集体重、血糖、血脂、血压及其他生化指标。

3)其他因素:包括职业、文化程度、婚姻情况、家族史等信息。

(2)群体危险因素评估:群体危险因素评估主要针对社区慢性病相关信息进行统计分析,主要对人口学特征、慢性病患病情况、慢性病的知晓情况、服药/治疗和控制情况、人群的行为因素与生物因素等各种危险因素的分布与流行情况,以及高危人群和慢性病患者建档情况等进行综合分析和评估。

3. 社区慢性病监测

社区可建立慢性病监测信息管理报告系统,各医疗单位发现慢性病患者后进行网络登记,社区通过监测系统可直接与医疗系统联动获取该患者的慢性病相关信息。

(二)社区人群的分类

1. 慢性病患者群体　明确诊断为高血压、糖尿病、冠心病、脑卒中、慢性阻塞性肺部疾病及其他慢性疾病的患者群体。

2. 慢性病高危人群　慢性病高危人群为满足以下情况之一者:①超重(BMI≥24 kg/m²)和中心型肥胖者(男性腰围≥90cm,女性腰围≥85cm);②正常高值血压(收缩压在 130～139mmHg 或舒张压在 85～89mmHg);③血脂异常(总胆固醇边缘升高≥5.18mmol/L,甘油三酯升高≥2.26mmol/L);④空腹血糖受损(6.1mmol/L≤FBG<7.0mmol/L);⑤重度吸烟(吸烟量>30 支/日或尼古丁重度成瘾者)。

3. 一般人群　除以上慢性病患者和高危情况人群。

(三)慢性病患者的社区管理

1. 社区慢性病管理模式

目前,社区慢性病管理的模式主要有知己健康管理模式、家庭护理流程化管理模式、家庭访视关键流程加重点干预模式、社区家庭康复协作网护理模式、以家庭为单位的自我管理模式、社区远程康复服务模式、家庭签约医生制的社区康复服务模式等。

慢性病患者社区管理大多采用团队管理的方式进行,团队由全科医师、社区护士、公共卫生医师、康复技师等专业人员与患者、照护者、家属及志愿者等非专业人员组成。可以发挥团队成员各自的优势,相互协作,共同承担控制慢性病的健康服务工作。社区护士是团队中的关键成员,在社区卫生服务机构、社区居委会与社区居民中起到重要的桥梁和纽带作用。

2. 社区慢性病患者的个体化行为干预

(1)平衡膳食指导:主要针对慢性病患者一日三餐的食物搭配、控制烹调时的油量和动物脂肪的摄入、限制盐摄入量、进餐定时定量、补充水分等方面进行个体化指导。

(2)运动指导:针对慢性病患者身体和疾病情况制订运动强度、时间及频度合理的运动计划,并根据个人喜好及符合个体情况的运动种类,让其坚持规律的运动并实施个体化指导。

(3)服药指导:强调遵医用药的重要性,提倡按时按量服药,避免漏服药物、随意停药或换药等问题,指导药物的相互作用、不良反应和用药时的注意事项等知识,以及鼓励患者长期坚持连续服药。

(4)限酒、戒烟指导:在限酒方面,告诫慢性病患者饮酒的危害,了解自己每日的酒精摄入量,并让家属和亲友支持与帮助患者限酒并逐渐达到戒酒的目标;在戒烟方面,要了解患者的烟草使用情况,根据对象是否有戒烟意向进行有针对性的个体化指导。

3. 慢性病患者就诊指导

慢性病患者需要了解当地医疗机构的电话、就诊时间及专家出诊时间,明确就诊目的后到医院门诊或电话咨询。慢性病患者根据自身疾病情况,自主选择就诊时间,定期去医院门诊为宜。慢性病患者应携带医疗档案、疾病治疗记录等相关材料到社区卫生服务中心进行登记并接受相关卫生保健服务与治疗。去医院门诊后应向医生介绍症状、患病时间等情况,要说明用药种类、数量、药量等用药情况,还需说明饮食习惯、运动情况及吸烟饮酒情况,让医生对患者的疾病有全面充分的了解,方可得到及时指导和有针对性的治疗。

【导入案例评析】

1.社区中如何筛查高血压患者?

高血压的检出是提高人群高血压知晓率、治疗率和控制率的第一步,只有检出高血压,进行早期预防与治疗,才能保护心脑肾靶器官,降低心血管事件的发生概率。要求为辖区内 35 岁及以上常住居民,每年免费测量 1 次血压。而健康成年人每年至少测量 1 次血压。对第一次发现收缩压≥140mmHg 和(或)舒张压≥90mmHg 的居民在去除可能引起血压升高的因素后预约其复查,非同日 3 次血压高于正常,可初步诊断为高血压,如有必要,建议转诊到上级医院确诊,2 周内随访转诊结果,对已确诊的原发性高血压患者纳入高血压患者健康管理。对可疑继发性高血压患者,及时转诊(图 10-1)。

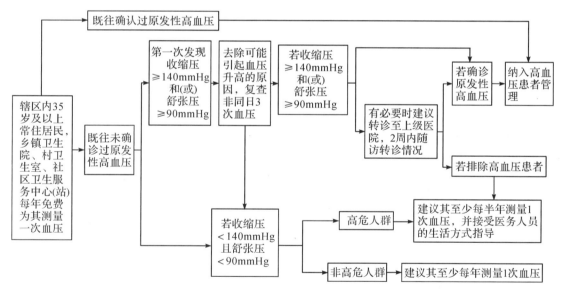

图 10-1　社区高血压转诊流程

2.高血压患者的社区随访管理有哪些流程?

(1)随访评估:测量血压、体重、心率等情况,评估是否存在危急情况、上次随访到此次随访期间症状、并存的临床症状,还需评估患者的吸烟、饮酒、运动、摄盐等情况,以及患者的服药情况等内容。

(2)分类干预与管理:根据以上随访评估结果进行分类干预。第一,针对血压控制满意、无药物不良反应、无新发并发症或原有并发症无加重者,按期随访;第二,针对初次出现血压控制不满意或有药物不良反应者,调整药物,2 周时随访;第三,连续 2 次随访血压控制不满意或连续 2 次随访药物不良反应没有得到改善或有新的并发症出现或原有并发症加重者,建议转诊,2 周内主动随访转诊情况。社区内接受随访的高血压患者一旦出现异常应立即就诊,接受有针对性的生活方式指导,强调每年应进行 1 次较全面的健康检查。

3.高血压患者的健康指导内容有哪些?

(1)血压监测指导:指导高血压患者监测频率、血压控制目标、血压测量方法及注意事项。

(2)药物治疗的指导:强调长期药物治疗的重要性,要求患者遵医嘱按时按量服药,强调不能擅自随意停药、换药。

(3)饮食指导:针对高血压易患因素的预防措施主要是降压、减重、限酒和低盐。超重者应注意限制热量和脂类的摄入,控制体重,减少油脂性食物的摄入,限制总能量;合理膳食,均衡营养,多食降压、降脂等食物;减少食盐摄入,每人每日低于 5g,少食腌制品;限制饮酒量,尽量做到少饮酒或不饮酒,宣传饮酒的危害;提倡科学戒烟,避免被动吸烟,宣传吸烟危害,辅助防止复吸。

(4)运动指导:提倡健康生活方式,增加体育锻炼,规律运动。

(5)心理调适指导:指导患者减轻精神压力,保持心理平衡,保持乐观性格,减轻心理负担,缓解心理压力。

(6)直立性低血压的预防和处理指导:避免长时间站立,尤其在服药后最初几小时;改变姿势,特别是从卧、坐位起立时动作宜缓慢;服药时间可选在平静休息时,服药后继续休息一段时间再下床活动;在睡前服药,夜间起床排尿时应注意安全;避免用过热的水洗澡,更不宜大量饮酒。在直立性低血压发生时取头低足高位平卧,可抬高下肢超过头部,屈曲腹部肌肉和摇动脚趾,以促进下肢血液回流;老年病患者活动时应有亲属搀扶,避免摔伤;保持室内温度适宜,避免过热导致周围血管过度扩张。

【能力和知识拓展】

《中国防治慢性病中长期规划(2017—2025 年)》(节选)

一、规划目标

到 2020 年,慢性病防控环境显著改善,降低因慢性病导致的过早死亡率,力争 30～70 岁人群因心脑血管疾病、癌症、慢性呼吸系统疾病和糖尿病导致的过早死亡率较 2015 年降低 10%。到 2025 年,慢性病危险因素得到有效控制,实现全人群全生命周期健康管理,力争 30～70 岁人群因心脑血管疾病、癌症、慢性呼吸系统疾病和糖尿病导致的过早死亡率较 2015 年降低 20%。逐步提高居民健康期望寿命,有效控制慢性病疾病负担(表 10-1)。

表 10-1　　中国慢性病防治中长期规划(2017—2025 年)主要指标

主要指标	基线	2020 年	2025 年	属性
心脑血管疾病死亡率(1/10 万)	241.3/ 10 万	下降 10%	下降 15%	预期性
总体癌症 5 年生存率(%)	30.9%	提高 5%	提高 10%	预期性
高发地区重点癌种早诊率(%)	48%	55%	60%	预期性
70 岁以下人群慢性呼吸系统疾病死亡率 (1/10 万)	11.96/ 10 万	下降 10%	下降 15%	预期性
40 岁以上居民肺功能检测率(%)	7.1%	15%	25%	预期性
高血压患者管理人数(万人)	8835	10000	11000	预期性
糖尿病患者管理人数(万人)	2614	3500	4000	预期性
高血压、糖尿病患者规范管理率(%)	50%	60%	70%	预期性
35 岁以上居民年度血脂检测率(%)	19.4%	25%	30%	预期性
65 岁以上老年人中医药健康管理率(%)	45%	65%	80%	预期性
居民健康素养水平(%)	10%	大于 20%	25%	预期性
全民健康生活方式行动县(区)覆盖率(%)	80.9%	90%	95%	预期性
经常参加体育锻炼的人数(亿人)	3.6	4.35	5	预期性
15 岁以上人群吸烟率(%)	27.7%	控制 25% 以内	控制 20% 以内	预期性
人均每日食盐摄入量(克)	10.5	下降 10%	下降 15%	预期性
国家慢性病综合防控示范区覆盖率(%)	9.3%	15%	20%	预期性

二、策略与措施

根据慢性病防治工作的重点环节,提出八项策略措施。

(一)加强健康教育,提升全民健康素质

开展慢性病防治全民教育,倡导健康文明的生活方式。发挥中医治未病优势。加强幼儿园、中小学健康知识和行为方式教育,鼓励机关、企事业单位开展工间健身和职工运动会等活动,发挥中医治未病优势,推广传统养生健身法,开展"三减三健"(减盐、减油、减糖、健康口腔、健康体重、健康骨骼)等专项行动。

(二)实施早诊早治,降低高危人群发病风险

促进慢性病早期发现,开展个性化健康干预。癌症早诊早治,脑卒中、心血管病、慢性呼吸系统疾病筛查干预,高血压、糖尿病高危人群健康干预,重点人群口腔疾病综合干预等实施早期发现和干预。

(三)强化规范诊疗,提高治疗效果

优先将慢性病患者纳入家庭医生签约服务范围,落实分级诊疗制度,提高诊疗服务质量。

(四)促进医防协同,实现全流程健康管理

加强慢性病防治机构和队伍能力建设,构建慢性病防治结合工作机制,建立健康管理长效工作机制。

（五）完善保障政策，切实减轻群众就医负担

完善医保和救助政策，保障药品生产供应。

（六）控制危险因素，营造健康支持性环境

建设健康的生产生活环境，完善政策环境，推动慢性病综合防控示范区创新发展。

（七）统筹社会资源，创新驱动健康服务业发展

动员社会力量开展防治服务，促进医养融合发展，推动互联网创新成果应用。

（八）增强科技支撑，促进监测评价和研发创新

完善监测评估体系，推动科技成果转化和适宜技术应用。

【实训与指导】

一、实训目标

1. 检验对慢性病的概念、特点、分类、危险因素、影响因素、慢性病社区管理的意义等基本知识的理解和掌握程度。

2. 训练社区慢性病管理常用指标的应用能力。

3. 掌握社区慢性病患者管理流程，并具备社区慢性病患者个体化干预的能力。

二、实训内容与形式

案情　根据国际糖尿病联合会（international diabetes federation，IDF）的最新数据，中国 2014 年糖尿病（diabetes mellitus，DM）患病人数为 9629 万，居全球首位。我国近年来 DM 患病率的流行病学调查情况根据疾病的三间（时间、人群及地区）分布总结如下。

1. 糖尿病患病率的时间分布　1980 年，全国糖尿病研究协作组对全国 14 个省（区、市）30 万人口进行流行病学调查显示，DM 的患病率为 0.67%；1997 年 8 月至 1998 年 8 月国家"九五"攻关计划糖尿病研究协作组横断面调查中国 12 个地区 3 万居民得出，我国 40～99 岁一般人群标化 DM 患病率为 5.89%；2000—2001 年亚洲国家心脏病研究协作组对我国 20 个地区年龄在 35～74 岁的 15236 名调查对象进行空腹血糖测定，得到该年龄段的 DM 患病率为 7.33%；2007—2008 年中华医学会糖尿病学分会组织了针对全国 14 个省（区、市）48431 人的 DM 流行病学调查，显示我国 20 岁及以上成年人 DM 患病率为 9.7%，其增长速度已经超过了 IDF 的预测；2010 年中国国家疾病预防控制中心和中华医学会内分泌学分会调查了我国 98658 名成年人（≥18 岁）的 DM 患病情况，得出 DM 患病率为 9.7%；根据 IDF 报告，2014 年我国 DM 患病率为 9.3%。这些数据足以表明我国 DM 的患病率在过去几十年增长迅速，DM 的患病形势不容乐观。

2. 糖尿病患病率的地区分布　自 1980 年以来，我国各地区 DM 患病率均呈上升趋势,且城市地区普遍高于农村地区,1995—1996 年的流行病学调查资料显示,大中型城市 DM 患病率是农村的 3 倍,城市地区的患病率比农村高 2～3 倍。分析城市患病率高于农村的原因,一方面是由于城市居民的生活水平较高,膳食中高脂、高蛋白成分含量较高,体力劳动量低于农村,导致胰岛素的负荷加重;另一方面与农村居民收入普遍偏低有关。但是由于近 30 年来农村温饱问题已逐步解决,农村经济发展速度加快,生活水平改善,农村人口 DM 患病率的增长速度高于城市。城市地区的患病率高低与该城市的经济发展水平直接相关。中国健康和营养调查项目对中国 9 省份居民进行的分层抽样调查结果表明,经济发展水平高的省份,其 DM 患病率最高,其次是中等经济发展水平的省份,经济发展水平低的省份最低,且经济发展水平越高的省份,其城市患病率增长幅度越大,城市地区的患病率还受到地理环境以及饮食习惯、身体活动等生活方式的影响。

3. 糖尿病患病率的人群分布　2 型 DM 的患病率随着年龄的增加而增长。1996 年,我国不同年龄组 DM 患病率分别为 0.56％(20～29 岁)、1.36％(30～39 岁)、3.02％(40～49 岁)、7.04％(50～59 岁)、11.34％(≥60 岁);至 2009 年,＞60 岁年龄组的 DM 患病率是 40～60 岁年龄组的 2～3 倍,是 20～40 岁年龄组的 10 倍。根据 2002 年的数据统计分析,我国 DM 患病率的高峰年龄为 70～89 岁。但是值得关注的是,空腹糖耐量受损(impaired fasting glucose,IFG)DM 的患病峰值年龄可能正在提前。农村男性和女性 IFG 患病率峰值年龄段分别为 35～44 岁(男性)和 45～64 岁(女性)。而 IFG 是从正常发展至 DM 的一个过渡阶段,其峰值年龄提前可能提示 DM 的患病峰值年龄提前。DM 的患病率在性别上是否有差异目前尚无统一的结论。

多项调查结果显示,我国(＞45 岁的中老年人)不同文化程度居民的患病率依次为小学及以下文化水平＞中学文化水平＞大学文化水平,这可能与低文化程度群体缺乏 DM 预防知识的宣教,相应地也缺乏预防和治疗 DM 的经济条件等有关。随着文化水平的升高,患者对疾病的认识和重视程度增加,DM 知识的知晓率和治疗的有效率均增加。我国 DM 的患病率存在着种族和民族差异(如蒙汉之间和回汉之间),许多调查也显示少数民族人群的患病率低于汉族人群的患病率。

综上所述,我国 DM 的患病率随着时间的变化呈逐渐增加的趋势,不同地区的患病率与当地的经济发展水平和生活饮食习惯等有关,且城市地区普遍高于农村。同时,DM 患病率随着年龄的增长而不断增加,患病年龄也逐渐提前。近年来,农村居民 DM 患病率增加、患病峰值年龄提前以及男性 DM 患者所占比例增加等问题也日益突出,应该引起重视。不同人群,其 DM 患病率增长的危险因素也不尽相同,有针对性地对一些可改变的危险因素(如饮食结构不合理、体力活动不足和肥胖等)进行合理干预,是控制和预防 DM 工作的重点。

(案例来源:刘子琪,刘爱萍,王培玉. 中国糖尿病患病率的流行病学调查研究状况[J]. 中华老年多器官疾病杂志,2015,14(7):547-550.)

请思考并回答以下问题:

1. 请阐述 2 型糖尿病患者的社区管理流程。

2. 请阐述社区 2 型糖尿病患者的分类干预。

3.请阐述 2 型糖尿病患者的个体化干预内容。

三、实训要领

1.了解慢性病的流行病学特点。

2.学习和掌握不同种类慢性病的基础知识。

3.检索《国家基本公共卫生服务规范(第三版)》政策文件,熟悉主要慢性病(高血压与糖尿病)的健康管理服务规范。

4.查找慢性病相关政策及文献资料,根据慢性病的基本知识和社区管理服务内容,必要时进行社区慢性病患者的调查,研究社区护理在社区慢性病患者管理中的作用和影响。

四、成果要求和评分

1.分组或独立完成　　以小组的形式,要求每小组 4～6 人,选拔小组组长,组长组织小组共同商讨任务的分配,如查找政策文件、文献资料等。案例分析、总结归纳和撰写书面报告要求小组内每位同学都参与。

2.提交书面报告　　按小组实施案例分析,各小组提交一份电子版和一份书面的案例分析报告,要求根据提出的问题,观点明确、思路清晰地阐述内容,字数要求在 2000 字左右。

3.评分　　主要根据小组书面报告发表与报告书完成情况,以及个人贡献度进行评分。小组将完成的案例分析报告内容进行发表,由除发表小组外的其他学生和教师进行评价,学生与教师的评分满分各为 100 分,其评分占比为 4∶6。

附件:书面作业

案例分析报告

1.案情简介

_____

_____

_____

_____

_____

2.慢性病管理相关政策文件

_____

_____

_____

3.分析

(1)请阐述 2 型糖尿病患者的社区管理流程。

(2)请阐述社区 2 型糖尿病患者的分类干预。

(3)请阐述 2 型糖尿病患者的个体化干预内容。

第十一章　社区康复护理

教学资源

【学习目标】

1. 巩固　残疾、康复、社区康复、社区康复护理的概念,以及社区康复护理的对象、目标与实施原则等主要知识点。

2. 培养　实施社区康复护理工作的基本能力。

3. 拓展　运用社区康复护理技术与方法的能力。

【导入案例】

在我国现有医疗模式下,度过急性期的脑卒中后残疾患者多选择回归社区或家庭进行后续康复与治疗,科学有效的健康管理有利于该期患者疾病的康复,使其尽早回归家庭与社会。但我国尚未形成针对社区脑卒中后残疾患者系统化的健康管理模式,管理现状与管理目标之间仍有较大差距,患者出院后过渡期的健康需求与问题未得到妥善解决。因此,本研究基于课题组前期对脑卒中后残疾患者危险因素的研究结果,以协同护理模式为指导,构建社区脑卒中后残疾患者的协同健康管理模式,探索适合我国脑卒中后残疾患者的行之有效的健康管理方法,并通过临床试验评估协同健康管理模式的有效性和实用性。

两组患者均接受定期家庭访视和社区健康教育,主要内容包括脑卒中的分类与病因、症状与识别、治疗与保健等。管理组患者在此基础上依托社区脑卒中单元,由协同健康管理小组对其实施协同健康管理,具体实施过程如下:

(1)组建协同健康管理小组。该小组由研究人员、康复治疗师、心理学专家、社区卫生服务中心管理人员组成,为患者提供动态延续的健康管理服务。康复治疗师、心理学专家负责研究人员的培训及监督指导,培训内容包括社区脑卒中后残疾患者的肢体康复技能、情绪评估与管理方法和技术、脑卒中患者健康教育的相关内容。

(2)创建社区脑卒中单元。创建"社区卫生服务中心-家庭-个体"的纵向健康管理系统,充分利用社区卫生资源,发挥社区、家庭、个体的协同作用,对脑卒中后残疾患者进行生理、心理、社会层面的健康管理。①社区卫生服务中心:开展群体干预,主要包括躯体康复训练、社会交往能力训练、日常生活能力和职业技能训练,并对家庭及个体干预给予指导、监督、检查和监控;②家庭:对个体给予生活、饮食、行为的帮助,精神和情感支持,增加患者康复训练依从性;③个体:进行疾病的自我管理,识别并处理早期复发征兆,监测并应对残疾症状。

(3)实施协同健康管理模式。该模式以信息化管理为基本前提,个性化康复管理与情绪管理为主要手段,自我管理为最终目的,各模块间相互补充、相互带动、相互促进,构成有机结合的整体。①个性化康复管理:根据患者疾病类型、严重程度、康复功能评定等制订个性化康复计划,包含躯体康复与社会康复。研究人员给予 1 次/周、40 分钟/次的康复指导,要求患者完成家庭作业,并在《健康管理手册》上记录训练内容及频次等。根据患者训练的完成情况及评估结果及时调整训练计划并给予相应指导。②情绪管理:评估患者的情绪状态以及情绪障碍的严重程度,确定患者的情绪管理问题,制订情绪管理计划。在情绪疏导的基础上,以正念减压疗法为主要训练内容,通过情绪管理训练教会患者适应性地调节情绪,维持患者的最佳功能状态。采取小组训练形式,1 次/周,1 小时/次,共 8次。③信息化管理:以居民健康档案为基础,根据患者健康信息的动态变化,予以相应追踪与管理。根据患者的接受程度选择个性化健康信息服务,如微信公众号、视频病例讨论及定时短信提醒等。④自我管理:应用动机性访谈,发现自我管理问题,通过共同讨论,设定管理目标并制订简单易行的行为计划。应用信息化管理方式监督患者行为计划的执行,根据患者及其家庭的具体情况给予适当调整与指导。

(案例来源:孙秋雪,吕雨梅,张文越,等.社区脑卒中后残疾患者协同健康管理模式构建及管理效果研究[J].中国全科医学,2017,20(26):3210-3215.)

请思考并回答以下问题:

1. 脑卒中患者的康复护理评定方法有哪些?
2. 脑卒中患者的社区康复管理内容有哪些?
3. 社区脑卒中患者的康复护理措施有哪些?

【主要知识点】

一、社区康复护理概述

(一)残疾与康复的概念

1. 残疾的概念 国际功能残疾和健康分类(ICF)对"残疾"的定义是覆盖面广的术语,包括损伤、活动受限和参与限制,是伴有健康问题和环境因素(如自然环境、态度)以及个人因素(如年龄、性别)之间相互作用的结果。

2. 康复的概念 综合、协调地应用各种措施,预防或减轻病、伤、残者身心、社会功能障碍,以达到和保持生理、感官、智力、精神和社会功能的最佳水平,使之能提高生存质量,重返社会。

(二)社区康复的概念与特点

1. 社区康复的概念 社区康复(community-based rehabilitation,CBR)又称基层康复,是指在社区范围内,依靠社区资源,包括人力、物力、财力,应用适宜技术,即因地制宜地采用简单而经济的技术和设备,为社区病、伤、残者提供以医疗康复为基础,以职业康复、教育康复及社会康复为辅的全面康复服务。

2. 社区康复的特点

(1)立足社区,以社区为基地。社区康复与社区经济的发展、功能的完善密切相关,需要全社区的参与和资源支持,需要社区的卫生、民政和社会服务等部门共同参与。

(2)以全面康复为目标。在医疗康复基础上,尽社区的力量为患者提供教育、职业、社会活动机会。

(3)使用适宜技术。相对于各大医院和专业康复机构高级复杂的康复技术和精密的仪器,社区康复更强调简便、易行而有效的康复技术和手段,适于在家庭和社区应用,并充分利用中医、按摩、太极拳等传统方法促进康复。

(4)充分发挥患者本人及家庭的作用。以康复医疗团队作为指导者,与患者相关人员参与康复计划的制订、实施和反馈,充分调动患者的支持系统,促进康复进程。

(三)社区康复护理的概念与特点

1. 社区康复护理的概念　社区康复护理是将现代整体护理融入社区康复,在社区范围内,以家庭为单位,以健康为中心,由康复护士利用和依靠社区内各种资源(包括家属、其他照护人员、社会服务部门等)为社区病、伤、残者提供家庭康复护理。

2. 社区康复护理的特点

(1)服务对象在社区内,工作场所在病、伤、残者的家庭、老人院、社区卫生服务中心或社区卫生服务站。

(2)给病、伤、残者提供基础护理,同时进行康复治疗训练、健康教育和指导。

(3)形成以社区护士为骨干,与社区全科医生、康复医生合作的康复团队,充分调动患者和家属的积极性和主动性。

二、社区康复护理的内容

(一)社区康复护理的对象

1. 疾病恢复期患者　某些疾病恢复期患者需要接受持续的社区康复护理服务,如颅脑损伤、脊髓损伤、骨折等,以促进患者机体功能恢复或增强代偿功能,帮助其全面康复,回归社会。

2. 残疾者　是指个体存在生理功能、人体结构、心理和精神状态不同程度异常或丧失,部分或全部失去以正常方式进行个人和社会生活能力。根据功能丧失的部位,残疾者可分为肢体残疾、智力残疾、语言残疾、听力残疾等。对于残疾者而言,康复的意义在于恢复其做人的基本权利。

3. 老年病者　随着年龄的增长,机体脏器和系统功能逐渐退化,老年期出现各种功能衰退现象,经常伴随各种慢性病,影响老年人正常生活,降低其生活质量。社区康复护理有助于延缓老化进程,尽可能地维持日常生活能力和自我护理能力,减少对家庭和社会的依赖。

4. 慢性病患者　慢性病患者长期患病,病情反复发作,对机体脏器正常功能产生影响,反过来又容易加重病情,形成恶性循环。社区康复护理可帮助患者进行功能锻炼,减少病情的反复发作和预防各种并发症的发生。

(二)社区康复护理的目标与原则

1. 社区康复护理的目标　宏观层面,社区康复护理的目标是建立以个人为中心,以家庭为单位,以康复团队为主的照顾模式,为康复对象提供相应指导与帮助。微观层面,社区康复的目标是提高病、伤、残者的自我照护能力,使其身心功能恢复最大化,日常生活能够自理,参与社会活动;残疾者能够拥有与正常人群对等的权利与机会,如入学、就业,促进残疾者融入社会,成为社会积极活跃的一分子。社区康复的最终目标是提高康复对象的生活质量。

2. 社区康复护理的实施原则

(1)功能训练贯穿全程的原则:功能训练是康复护理的基本内容,早期功能训练能有效预防残疾的发生、发展及继发性残疾,后期功能训练能最大限度地保存并恢复机体的功能。社区康复护理人员应在总体康复治疗计划下,根据护理工作的特点,坚持对患者进行康复功能训练,促进其功能恢复。

(2)功能训练与日常生活活动相结合的原则:康复护理训练应注重实用性,将训练内容与日常生活活动训练相结合,帮助患者最大限度地恢复自理能力,最终实现自我康复护理。

(3)重视心理康复的原则:患者由于自身缺陷的出现,常会出现悲观、失落、自卑、抑郁等消极情绪。在实施康复护理过程中,要注意观察患者的情绪变化,引导其接受现实,通过积极的康复训练发挥残存功能,使其具备回归社会的能力,最大限度地适应生活,更好地融入社会。

(4)提倡相互协作的原则:良好的协作关系是帮助患者取得最大康复疗效的关键,康复护理人员需要与康复小组的其他人员保持良好的人际关系,并进行良好的沟通交流,及时解决康复中遇到的问题。

(三)社区康复护理的工作内容

1. 社区人群的残疾筛查　在社区范围内调查康复护理对象的数量、分布及康复护理需求,以及了解社区康复资源,并做好登记,为进行残疾预防和开展社区康复服务奠定基础。

2. 社区"伤残三级预防"工作

(1)一级预防:预防先天性残疾,及时发现和减少残疾性疾病的发生,开展预防残疾的宣传教育工作,普及残疾预防知识。

(2)二级预防:对疾病的早发现、早诊断、早治疗,减少疾病的影响,在早期治愈疾病,预防残疾的发生。

(3)三级预防:限制或逆转现存的疾病或损伤,对残疾者进行康复治疗、辅助器材和设备的技术指导,防止残疾变成残障。根据社区实际情况,依靠社区力量,对残疾者进行康复训练,改善和改造环境,实现残疾人回归家庭和重返社会。

3. 社区康复护理服务

(1)康复训练:利用各种康复护理技术,配合康复医师及其他康复技术人员,在患者家庭、社区卫生服务中心或康复机构对需要进行功能训练的残疾人开展必要的、可行的康复训练。康复训练重点加强训练自我康复护理能力和辅助器材的使用指导及训练等。

(2)康复指导:①教育康复:通过各种途径帮助盲、聋哑、精神障碍等类型残障儿童获得完成九年义务教育的机会。②职业康复:通过职业康复评价,了解社区内有劳动能力和就业潜力的残疾人的就业心理和态度,应用职业适应性训练方法,为其提供就业咨询和指导,帮助其解决就业问题,并开展就业后的随访工作。③社会康复:鼓励残疾人参与文体活动和社会活动,让其拥有社会生活。在社会环境方面要致力于建设无障碍环境,包括无障碍设施、残疾人活动设施和有利于康复的环境,并且倡导无歧视的社会环境,建设有权利和权益保障的法律环境和经济环境,推动建设提高残疾人生活品质的服务制度。

(3)心理护理:为有心理障碍和情绪问题的伤、病、残者提供必要的专业支持,关注其心理动态,帮助其意识到治疗的长期性,树立长期训练的信心。对于有自卑、孤独感的残障者,帮助其进行正确的自我评价,建立良好的人际关系,重新融入社会。注重保护残疾人隐私,在社会范围内宣传不得歧视、侮辱残疾人。

4. 社区康复转介服务　　社区康复不同于机构康复的专业性和资源集中性,具有一定的局限性。当社区康复治疗效果不理想,如发生病患病情恶化等情况时,应及时向上级康复机构或康复科转诊。自下而上的转介是病患取得康复效果的保障。同时,要积极与机构进行康复服务对接,及时接收病情稳定的病患,在社区内开展延续康复活动。自上而下的转介是社区康复赖以生存的前提。

(四)社区康复护理技术与方法

1. 环境改造

(1)居室环境:根据残疾者情况,创造有利于实现康复目标的家庭环境,如家庭物品或器材应便于残疾人使用,家庭设施摆放避免阻碍通行或伤害到残疾人,家庭需光线充足且通风情况良好等。

(2)社区环境:在社区环境中,设斜坡楼梯、平台等无障碍通道,以便轮椅的顺利通行;人行道应设置缘石坡道,宽度应至少1.2m;公共卫生间应设有残疾人厕位,并安装坐式便器等。

2. 日常生活活动能力训练

(1)饮食训练:根据患者的功能状态选择适当的餐具,进行体位改变、餐具使用等进餐姿势的训练。如训练和指导患者进餐的体位、抓握餐具方式、咀嚼和吞咽功能等。

(2)个人卫生训练:协助和训练患者在洗脸、洗手、洗澡、刷牙、漱口等方面的自理能力,以及训练患者拧毛巾、使用洗漱用品等的技术,并根据患者实际情况,设计相关的辅助器具。另外,指导患者进行穿脱衣服、鞋袜等训练,可设计特质衣服,使用摁扣、拉链、搭扣等,以方便使用。

(3)排泄功能训练:指导患者进行盆底肌训练、排尿习惯训练,诱发排尿反射,使用屏气法、手压法等措施协助患者恢复排尿功能。开展便秘、腹泻、失禁等排便功能训练。可帮助患者调节饮食结构,训练定时排便,建立正常排便规律。对于无力排便的患者,必要时可采取灌肠或蘸润滑剂等措施,消除或减少排便异常造成的身心不良影响。

(4)体位摆放、转换及移动:①体位摆放:根据临床护理和康复需要,协助或指导卧床患者将身体摆放成正确、舒适的体位。体位摆放宜在早期开展,且每隔1~2小时为患者变换体位一次。②体位转换:协助和指导患者床上翻身、床上移动,以及床-椅滑动。长期卧床患者坐起时,可能发生直立性低血压,指导坐位和坐位平衡训练。在病人能够自行坐稳且下肢肌力允许时,可行起立动作及立位平衡训练。另外,协助患者从轮椅转移到坐便器,训练其如厕转移。③移动训练:帮助患者学会移动时所需的各种动作,如扶持行走、独立行走、拐杖行走、上下楼梯等;根据患者情况按处方要求配置和使用轮椅,并协助和指导患者从床移到轮椅、从轮椅移到床上、在轮椅与厕所便器间转移等。

(5)家务活动训练:指导患者烹调配餐、使用电器、保持室内整洁及与社会的交往等。

3. 认知训练

协助社区康复医疗师,训练和指导患者开展记忆力、推理能力、计算能力、定向能力、理解力、注意力及其他改善和提高认知功能的康复训练。

4. 运动疗法

协助社区康复医疗师,训练和指导患者进行主动关节活动度、主动-辅助关节活动度及被动关节活动度等关节活动度训练,还有肌力训练、平衡训练、有氧训练等运动疗法。

除了以上训练以外,还可以协助社区康复医疗师,训练和指导患者进行美术疗法、音乐疗法及职业技能训练等。

【导入案例评析】

1.脑卒中患者的康复护理评定方法有哪些?

脑卒中患者由于病变性质、部位、大小等不同,可能单独发生一种或同时发生多种障碍。偏瘫和失语是脑血管意外患者最常见的功能障碍,其常见功能障碍的评定方法有脑损伤严重程度评定法(如格拉斯哥昏迷量表)、运动功能评定法(如 Brunnstrom 肢体运动功能评定法和 Ashworth 痉挛评定量表)、平衡功能评定法(如三级平衡检测法和 Berg 平衡评定量表)、日常生活活动能力评定法(如 Barthel 指数评定量表)、生存质量评定法(如健康状况 SF36)及其他感觉功能评定、认知功能评定、失语症评定、构音障碍评定和心理评定等方法。

2.脑卒中患者的社区康复管理内容有哪些?

社区康复管理的各项措施可以实现脑血管意外的三级预防,是预防脑血管意外致残的重要手段和有效途径。

(1)社区康复一级预防——健康教育。加强早期干预,使社区人群了解脑血管疾病的危险因素,改变原来的不良生活习惯与行为,可以降低脑血管意外的发生率。社区护士可采用专题讲座、宣传手册和板报等多种方式，在社区开展关于脑血管疾病预防的健康教育，此属于脑血管意外的一级预防。

（2）社区康复二级预防——高危人群的干预。高血压是脑血管疾病最重要的危险因素，控制血压是预防脑血管意外的重要措施之一。此外，心脏病、冠心病、糖尿病、吸烟和高血脂等也是脑血管疾病的高危因素，社区护士可通过定期监测体重、血压、血脂、血糖等指标对社区居民进行筛查，以早期发现高危人群和可疑人群，做到早发现、早诊断、早治疗，此为脑血管意外的二级预防。

（3）社区康复三级预防——患者随访与指导。对社区脑血管意外患者建立个人健康档案和家庭档案，通过定期随访，指导患者积极治疗和进行康复锻炼，帮助树立战胜疾病的信心，尽可能减少后遗症和并发症的发生，如定期评估患者功能状况、精神状况和用药情况，与患者和家属共同制订康复计划，指导其掌握常用康复护理技术，鼓励家属支持并配合患者进行康复治疗，预防复发，提高患者生活质量等。

3. 社区脑卒中患者的康复护理措施有哪些？

社区脑卒中患者的康复护理措施包括软瘫期、痉挛期、恢复期及后遗症期康复护理。

（1）软瘫期的康复护理：在不影响临床抢救、不造成患者病情恶化的前提下，应及时介入康复护理措施，以预防并发症以及继发性损害的发生。此期主要康复护理内容包括抗痉挛体位，主要有健侧卧位、患侧卧位及仰卧位；协助患者实施患肢全关节被动运动，以防关节挛缩，以及对于能完成主动运动的患者，通过各种徒手操、器械练习等，促使肩胛带和骨盆带的功能恢复。注意在软瘫期能完成主动运动的患者应在床上进行主动运动，要循序渐进，幅度从小到大，每次活动范围应在达到最大可能范围后再稍用力超出，并协助患者实施翻身训练、桥式运动；对患肢进行按摩可促进血液、淋巴回流，防止和减轻水肿，同时也是一种运动-感觉刺激，有利于运动功能恢复。

（2）痉挛期的康复护理：此期的康复护理重点加强偏瘫肢体的主动活动，并与日常生活活动相结合。训练和指导患者进行抗痉挛训练、患肢的功能训练、坐位及坐位平衡训练、立位及立位平衡训练等。

（3）恢复期康复护理：此期的康复护理目标是进一步进行选择性主动运动和运动速度的恢复，掌握日常生活活动技能，提高生活质量。协助指导患者实施上肢和手功能及下肢功能训练，以及日常生活活动技能训练。

（4）后遗症期康复护理：指导患者继续训练和利用残余功能，使用健侧肢体代偿部分患侧肢体的功能，同时指导家属尽可能改善患者的周围环境，以实现最大程度的生活自理。

【能力和知识拓展】

世界卫生组织的《社区康复指南：以社区为基础的康复》（节选）

1. 社区康复的 25 年回顾

2003 年 5 月，世界卫生组织与其他联合国组织、政府和国际非政府组织，包括专业组

织和残疾人组织,在芬兰首都赫尔辛基召开了国际社区康复回顾与咨询大会,大会报告表明社区康复项目的需求集中在:

- 减少贫困,指出贫困是残疾的决定性因素和后果;
- 促进社区参与和共享;
- 发展和强化多层次合作;
- 让残疾人组织参与到他们自己的项目中;
- 评估他们的项目;
- 促进社区康复的循证实践。

2. 社区康复结构图

按照社区康复广泛多层面发展的策略,于 2004 年创建了社区康复结构图,为社区康复项目提供了结构图(图 11-1)。结构图由五个关键部分组成——健康、教育、谋生、社会、赋能。在每一部分中又有五个要素。前四个部分与关键性发展层面相关,反映了社区康复的多层面的重点,最后一部分关于赋权增能予残疾人、他们的家庭和社区,它是保证残疾人无障碍地参与发展的各个层面、提高生活质量、分享人权的基础。不要期望社区康复项目能完成社区康复结构图中的所有部分和要素。结构图被设计成可以选择最适合当地需求和资源、最急需解决的问题。另外,为残疾人完成特殊活动,社区康复项目将需要与未包含在社区康复项目中的其他层面建立伙伴和联盟关系,以保证残疾人和他们的家庭能从这些层面中受益。在管理部分提供了社区康复结构图的详细资料。

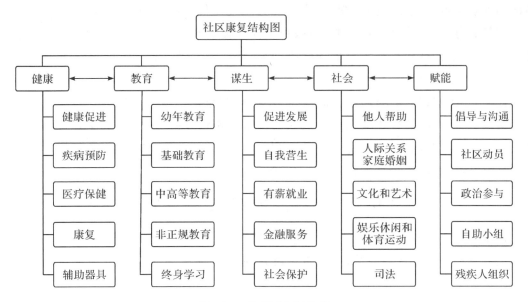

图 11-1 社区康复结构图

2. 社区康复的原则 社区康复的原则以《残疾人权利公约》为基础。还有另外 2 个原则:倡导及维持。这些原则用于指导社区康复工作的所有方面。

(1)尊重固有尊严和个人自主,包括自由做出自己的选择,以及个人的自立。

(2)不歧视。

（3）充分和切实地参与和融入社会。

（4）尊重差异，接受残疾人是人的多样性的一部分和人类的一分子。

（5）机会均等。

（6）无障碍。

（7）男女平等。

（8）尊重残疾儿童逐渐发展的能力，并尊重残疾儿童保持其身份特性的权利。

《社区康复指南》为社区康复项目提出了向前发展的方式，以证明社区康复是实施《残疾人权利公约》及支持社区包容性发展的可靠的策略。社区康复是一种多层面、自下而上的策略，它能保证残疾人权益在社区水平的多样化。《残疾人权利公约》提供了原则和政策，而社区康复是执行的可靠策略。社区康复活动被设计为满足残疾人的基本需求，减少贫困，得到卫生服务、接受教育和就业的机会。

3. 社区康复目标　残疾人达到他们能实现的最好的健康状况。

4. 社区康复的任务　社区康复的任务是与医疗卫生部门紧密合作，确保残疾人及其家人在健康促进、预防、医疗保健、康复和辅助器具方面的需求得到满足。社区康复同样也需要与残疾人个体和家人合作，帮助他们获得健康服务，并与其他部门合作，确保所有与健康相关的领域都能得到满足。

5. 社区康复预期的结果　残疾人及其家属的健康知识有改善，并且为达到良好的健康状况而积极参与；医疗卫生部门意识到残疾人能达到良好的健康状态，并不因残疾或其他诸如性别等的因素而受到歧视；残疾人及其家人在他们的社区或附近获得医疗保健服务和康复服务，并且价格是可承受的；医疗服务和康复治疗使残疾人变得积极参与家庭和社区生活；为了使残疾人达到良好的健康状态，所有相关部门的合作有所改善，包括教育、就业和社会部门。

社区康复项目提供了残疾人和发展活动之间的纽带。《社区康复指南》指出，关键部门需要具有包容性，这样才能提高残疾人及其家庭的能力和地位，促进形成一个包容的社会或"人人共有的社会"（society for all）。社区参与是发展的基本因素，所以《社区康复指南》强调社区康复项目的重要性，以推动社区参与。

《残疾人康复服务"十三五"实施方案》

1. 背景　我国有各类残疾人8500多万，其中持证残疾人近3000万。"十二五"期间，通过完善残疾人康复法规政策，实施重点康复项目，残疾人康复服务状况显著改善，康复服务体系进一步完善。我国残疾人康复工作起步晚，工作基础薄弱，康复保障制度不完善、服务体系不健全、服务能力不强的问题依然突出，残疾人的基本康复服务需求仍未普遍满足。全国残疾人基本服务状况和需求专项调查（2015年）显示，我国有1104万有康复需求的持证残疾人、残疾儿童未得到康复服务。

2. 任务目标　构建与经济社会发展相协调、与残疾人康复需求相适应的多元化康复服务体系、多层次康复保障制度，普遍满足城乡残疾人的基本康复服务需求。到2020年，有需求的残疾儿童和持证残疾人接受基本康复服务的比例达80％以上。

3. 主要措施

(1)加强组织领导,完善工作机制。

(2)完善多层次的残疾人康复保障政策。

(3)健全多元化的残疾人康复服务体系。

(4)实施残疾人精准康复服务。

(5)提升残疾人康复服务专业化水平。

(6)加强残疾预防。

【实训与指导】

一、实训目标

1.掌握残疾、康复、社区康复、社区康复护理的概念,社区康复护理的对象、目标与实施原则等主要知识点。

2.训练实施社区康复护理工作的基本能力。

3.具备社区康复护理的能力,包括技术与方法。

二、实训内容与形式

案例1 社区康复护理是指结合临床和社区康复护理,提高患者生活质量的综合护理。近年来,伴随着生活水平的提高,社会老龄化程度不断加深,间接致使老年人患上各种慢性疾病,严重影响生活质量。因此,必须实施针对性社区康复护理,以改善患者身体状况,提高生活质量。对此,将抽取社区200例患者,实施社区康复护理,具体如下:

1. 基础护理 对于长时间卧床、生活无法自理的患者来说,护理人员需教会患者家属如何观察患者皮肤变化情况,帮助患者每2～3小时翻身一次,确保居住环境空气清新、整洁,受压部位干燥等。对于慢性肺部疾病患者,教会患者正确的咳痰方法,让其掌握腹部呼吸、咳嗽等正确方法,如患者实在无法咳痰,护理人员可根据患者家庭经济情况,选择合适的吸痰设备,以免呼吸道堵塞。对于排泄困难患者,指导患者养成合理的饮食习惯,多吃新鲜蔬菜、水果,确保纤维量,养成定时排尿、排便习惯,保持导尿管通畅,并观察尿液颜色和数量,发现异常及时治疗。对于高血压、冠心病等慢性疾病患者,指导患者根据自身情况合理饮食,按时测量自身血压、脉搏等指标,教会患者及其家属注射胰岛素的方法。

2. 心理护理 护理人员多和患者交流,充分了解其真实想法,根据患者心理特点,实施个性化心理护理。可在社区创办心理咨询室,借助诙谐、幽默的语言消除患者紧张、恐惧等心理;可创办游园、踏青等活动,鼓励患者多参与社区活动,让患者认识更多人,这样不但能扩大患者的社会交际圈,还能通过和其他病友的交流,互相鼓励对方战胜疾病,为快速康复奠定良好基础。

3. 健康教育 由于患者文化程度不同,其对自身疾病了解程度也就大不相同,护理人员可根据实际情况开展健康教育工作,通过门诊、随访等形式将相关知识送至社区家庭,让更多人群了解疾病治疗、预防等内容;针对护理过程中遇到的问题要耐心讲解,告知患者只要有信心,任何疾病都能战胜;如条件允许,可邀请残疾人士说教,让他们共同谈论自身疾病,互相学习。

4.康复训练

(1)训练身体功能:训练患者关节、肌肉等身体功能,指导患者家属协助完成,并告知患者家属训练过程中不良反应发生时的应对措施,以免发生意外事件,造成严重后果。

(2)平衡训练:首先要消除患者紧张心理,可先双手扶住栏杆,待静态平衡后单手抓扶,单手抓扶成功后松开双手,且训练过程中适当进行头部、颈部活动。此过程需格外注意,以免发生意外。

(3)行走训练:当患者肢体均具备一定能力后,可让患者适当进行行走训练。家属陪同,以免跌倒。

(4)其他:针对语言功能障碍患者,护理人员还需给予针对性护理,指导患者家属利用自身居住和周围环境,让患者多接触人,通过和其他人群的接触,促使患者主动开口说话,加快康复进度。

另外,如条件允许,可在社区开展免费义诊活动,免费监测患者血糖、血压,让患者随时清楚自身状况。如该社区内存在生活困难的脑卒中患者,可为患者免费提供治疗。康复护理结束后,按时随访,可3个月随访一次,也可半年随访一次,将患者康复护理需求和护理情况记录在案以备他用。

(案例来源:张明香.社区康复护理对社区卫生服务质量的影响研究[J].大家健康,2015,9(8):246-247.)

请思考并回答下列问题:

1.请阐述社区康复护理的对象与实施原则。

2.请阐述社区康复护理工作内容。

3.请阐述重性精神障碍患者的康复护理措施。

三、实训要领

1.了解社区康复护理相关概念。

2.学习和掌握社区康复护理对象、实施原则、工作内容及社区康复护理技术与方法等基础知识。

3.熟悉需要社区康复护理的常见疾病的服务内容。

4.检索康复相关政策及文献资料,根据社区康复护理的基本知识,必要时进行社区康复护理患者的调查,研究社区康复护理在社区卫生服务中的影响。

四、成果要求和评分

1.分组或独立完成　以小组的形式,要求每小组4~6人,选拔小组组长,组长组织小组会议以及小组成员共同商讨任务的分配,如查找政策文件、文献资料等。案例分析、总结归纳和撰写书面报告要求小组内每位同学都参与。

2.提交书面报告　按小组实施案例分析,各小组提交一份电子版和一份书面的案例分析报告。报告要求根据提出的问题,观点明确、思路清晰地阐述内容,字数要求在 2000 字左右。

3.评分　成绩主要包括小组书面报告发表与报告书完成情况,以及根据个人贡献度进行评分。小组将完成的案例分析报告内容进行发表,由除发表小组外的其他学生和教师进行评价,学生与教师的评分满分各为 100 分,其评分占比为 4∶6。

附件:书面作业

案例分析报告

1.案情简介

_____

_____

_____

_____

2.康复相关政策文件

_____

_____

_____

3.分析

(1)请阐述社区康复护理的对象与实施原则。

_____

_____

_____

_____

(2)请阐述社区康复护理工作内容。

_____

_____

_____

_____

(3)请阐述重性精神障碍患者的康复护理措施。

_____

_____

_____

_____

第十二章　社区临终关怀

教学资源

【学习目标】

1. 巩固　临终关怀的概念、种类、原则,临终患者的生理、心理、家庭特点及护理,死亡及死亡教育的概念、目标、内容等主要知识点。

2. 培养　依据临终患者的生理、心理、家庭特点实施临终关怀护理的基本能力。

3. 拓展　掌握帮助临终患者开展死亡教育的能力。

【导入案例】

某社区优质服务与家庭照护相结合的临终关怀实践

某社区将优质服务与家庭照护相结合开展临终关怀实践,专业护士连续性、全方位、全程指导,强调家庭照料,提高患者人生最后阶段生活质量及帮助家属尽快度过居丧期。建立以家庭临终病床为主、社区临终病床为辅、医院临终病床为补充的临终关怀模式,方便当地临终患者及家属,以达到患者"优死"、家属"好生"的目的,在提高临终患者生命质量及家属满意度上取得了较好效果。

该社区卫生服务中心对 60 位临终患者提供了临终关怀服务,其中男 37 例,女 23 例,年龄在 26~72 岁,其中乳腺癌 4 例,食道癌 14 例,舌癌 5 例,肺癌 10 例,肝癌 12 例,直肠癌 8 例,红斑狼疮 4 例,糖尿病合并心血管疾病 3 例。具体方法如下:

1. 与临终患者或家属签订协议书　明确双方责任与义务让患者及家属明确临终关怀的目的和意义,同时指导家属积极配合,在生理、心理和社会需要各方面给予患者关怀与帮助,从而达到逝者死而无憾、生者问心无愧的目标。协议一式三份,社区服务中心、护理、家属或患者各 1 份。

2. 开展死亡教育　对不同人群采取有针对性的死亡教育,改变观念。团队成员 1 年 2 次在社区内开展活动,对有一定知识水平的群众发放宣传小册子。

3. 成立临终关怀小组　成员共 10 名,包括 5 名主管护师和 5 名副主任护师。所有成员均有丰富的临床经验,较强的协调和沟通能力,均接受过临终关怀专项培训。与临终患者及家属建立朋友式医患关系,尊重患者及家属的风俗习惯及特殊要求。护理人员在了解患者不同的性格特征、家庭条件、性别、文化层次、社会地位、经济状况及忍受力后,有针对性地实施护理。

4. 落实基础护理　根据患者病情和医嘱准确无误地完成各种药物治疗和护理。首先,指导癌症患者为减轻疼痛三阶梯用药。开展中医适宜技术减轻患者不适,尽量让患者达到舒适。其次,妥善固定各种引流管,紧急处理意外脱管,指导家属参与力所能及的护理。再次,教会家属有关疾病的病情观察及应急处理,如虚脱症状,低血糖的表现、呼吸心脏骤停的表现。完成各项生活护理。24小时责任制:电话通畅,每天联系,做好针对性的多次指导,强化式健康教育提高患者健康知识知晓率和自我护理能力。

5. 做好患者及家属心理护理　根据患者的不同心理特点由专业心理咨询师采取应对措施,做到细心、耐心,帮助其平稳度过心理反应期。在满足患者的心理需要时,注重安慰家属,指导其听音乐、看喜剧电影或哭泣,及时宣泄和排解情绪,还指导其正确护理方法,以节省体力和时间。患者丧后注重家属的心理安抚工作。

6. 协助患者寻求社会支持　与当地社区工作站、义工服务点及宗教机构取得联系,对困难家庭给予社会支持。

7. 开展社区护理与家庭照护相结合的临终护理　针对不同临终患者,根据家庭状况以及个人及家庭需求的不同,制订个性化的优质服务护理计划并实施。成立家庭照护与社区临终患者优质护理服务模式的指导评价小组,收集资料,分析评估,不断修正适宜的服务计划。

该社区对临终关怀模式的探索取得了积极的效果,临终患者的生活质量有所提高,但随着患者生命临近终结,生活质量又偶有下降;临终患者的烫伤、跌倒等护理并发症及意外发生为零,心理得到较好维护,无自伤、自杀和走失现象发生;患者和家属对社区临终关怀优质护理服务满意度达100%,心理疏导、经济成本、居住环境、总体满意度均达98%,但疼痛控制程度满意度不高,为83%。社区居家式临终关怀的效果已得到证实,开展优质服务与家庭照护相结合的临终关怀模式值得推广应用。

(案例来源:周永红,钟华娟,徐珊珊,等.60例临终患者社区优质服务与家庭照护相结合的临终关怀实践[J].护理学报,2016,23(14):71-75.)

请思考并回答以下问题:

1. 结合案例分析该社区遵循了哪些临终关怀原则。

2. 结合案例试述临终患者的护理要点。

3. 该社区对居民开展死亡教育,有什么目的和意义?

【主要知识点】

一、临终关怀的概念及种类

(一)临终关怀的概念

临终关怀是一种特殊照护方式,是护理人员与其他医护人员、社会工作者和志愿者或牧师等协同提供的必要的服务,为濒死患者及其家属提供身心与精神方面的缓解性和支持性的团队照护服务。

临终关怀的目的：①解除终末期患者的痛苦，使其生命得到尊重；②控制患者症状和疼痛，给予情感支持，对其家属进行心理辅导和精神支持；③帮助临终患者和家属了解死亡，进而接受死亡的事实，提高其现存生命的生存质量；④维护和增强家属的身心健康，使临终患者无痛苦和舒适地走完人生的最后旅程。

(二)临终关怀的种类

根据临终关怀的服务对象及相关服务期限可以将临终关怀分为 3 类。

1.患有无法治愈疾病的老人或临终患者，服务的期限应当从疾病确诊之日开始。

2.生活不能自理同时缺乏家庭支持的老人，特别是孤寡老人，服务的期限应当从评估其生活自理能力并被确定其需要照料开始。

3.无任何疾病，但是生理功能日趋衰退的高龄老人，服务期限主要是依据老年人生理功能衡量指标及其自身的意愿来确定。

二、临终关怀的原则

(一)以护理为主的原则

不以延长患者的生命过程的治疗为主，而是以全面护理为主，提高临终患者的临终阶段的生命质量，维护临终患者的尊严。

(二)适度治疗的原则

临终患者有三方面基本需求，即保存生命、解除痛苦、无痛苦地死去。考虑到中国的传统观念和习俗，临终患者如果完全放弃治疗，人们往往不易接受，因此提出适度治疗的原则，即不以延长生命过程的治疗为主，而是以解除痛苦、姑息治疗为主。

(三)满足心理需要的原则

对疾病晚期患者或老人应重视加强心理疏导与不同心理阶段相应的护理，使其正视所面临的客观现实。护理人员要对患者与家属提供安抚、同情、关心，促进心理平衡的有效沟通与服务。

(四)整体护理的原则

整体服务即全方位的服务，主要包括：①对临终患者的生理、心理、社会等方面全面给予关心与护理；②为患者提供全天候即 24 小时的服务；③既关心患者自身，又关心患者家属；④既为患者生前提供服务，又为其死亡后提供居丧服务和家属安抚等。

(五)人道主义的原则

临终关怀护理更需要护理人员对患者充满爱心、关心、理解和同情心，尊重他们的权利与尊严，尤其要尊重患者选择死亡的权利，力求使其在最小痛苦的情况下，安详地、有尊严地死亡。

三、临终关怀的意义

(一)有助于正确认识人的本质,提高临终患者的生命质量

临终关怀所提供的内容与人的本质的需求是相符合的,其内容包括医疗、护理、心理咨询、死亡教育、社会支援和居丧照护等多学科、多方面的综合性支持与服务。临终关怀也是良好的死亡教育过程,有助于帮助患者、家属、医护人员正确认识人的本质。

临终关怀尊重生命的客观与自然过程,通过系统和综合的临终关怀与照护,为临终患者和老年患者及家属提供生理、心理和社会方面的关怀与照护,尽可能帮助其减少和解除躯体上的痛苦,缓解心理的恐惧与哀伤,维护其生命的尊严,提高临终生命质量,使逝者平静、安宁、舒适和有尊严地抵达生命的终点。

(二)有助于实施必要的死亡教育,树立科学和正确的死亡观

临终关怀是一种注重人性本质与需要、以患者为中心的关怀服务,其关注与支持患者与家属,尽力解除患者与家属的身心痛苦和对死亡的恐惧,尽可能地让其安详和有尊严地接受疾病、面对死亡和离开人世。

(三)满足特殊人群的照护需求,缓解临终患者家庭照护压力

临终照护是将家庭与个人的照护转移到社会与医疗机构的综合服务。能够使临终患者的家属在减轻沉重的医疗和照护负担的同时,得到心理与精神安抚,能够比较安心和健康地投身于自己的工作而有效服务于社会,也可以减少可能发生的自责或社会舆论指责。

(四)节省有限医疗卫生资源

身患不治之症的患者接受临终关怀服务可以减少医疗费用的支出。通过临终关怀服务来取代有限社会卫生资源的无谓消耗,节省有限医疗卫生资源。合理分配和利用有限的公共卫生资源,是保证卫生服务的公平性与可及性的重要保证。

四、临终关怀护理的伦理原则

临终关怀的重点是通过提供缓解性照护、增进舒适、疼痛控制和症状处理来改善临终患者的生命质量。实施临终关怀应遵循“照护为主,适度治疗,整体护理和人道主义”的伦理原则。

五、临终关怀的发展历史

临终关怀是近代医学发展过程中一门新兴的边缘性交叉学科。临终关怀(hospice)萌芽于 17 世纪,hospice 源于拉丁文 hospes,意思为“客人”,在中世纪用来指为朝圣者或旅客的途中休息重新补充体力的驿站。对临终患者的照料始于 1967 年,桑德斯博士在英国伦敦首次设立了“圣克里斯多福安宁院”,率先尝试以医疗团队全程陪伴晚期患者,并辅导家属度过哀恸期的医疗照顾方式。这种照护方式很快影响了全球各个国家。迄今为

止,临终关怀机构在国际上得到了较好的推广,在美国、英国、日本等发达国家不断发展与壮大。

我国临终关怀起步相对较晚,天津医科大学教授崔以泰于 1988 年成立了我国第一个临终关怀研究中心,同年 10 月在上海南汇创建了第一家临终关怀医院。1998 年李嘉诚先生捐助汕头大学医学院附属第一医院建立了全国第一家宁养院,从而开始了国内临终关怀服务的推广工作。近几十年来,我国部分省(区、市)相继创办了临终关怀服务机构。上海市已将该主题列入 2012 年市政府实事项目,正在实施与完善过程中。上海市卫生局在同年积极推广闸北、杨浦等地区癌症晚期患者临终关怀的做法和经验,并在全市 18 个区(县)指定相应的社区卫生服务中心,专门设立"舒缓疗护"病区,配备专职医护人员,接诊收住癌症晚期患者。

六、临终患者的生理特点及护理

(一)临终患者的生理特点

1. 肌肉张力丧失 患者表现为大小便失禁、吞咽困难;无法维持良好、舒适的功能体位;软弱、无力;脸部外观改变(嘴唇、面颊松弛);不能进行自主的身体活动。

2. 胃肠道蠕动逐渐减弱 患者表现为恶心、呕吐、食欲不振、腹胀、脱水、口干。

3. 循环功能减退 患者表现为皮肤苍白、湿冷、大量出汗;四肢发绀、斑点;脉搏快而弱,不规则,甚至测不出,心尖搏动常为最后消失;血压逐渐降低甚至测不到。

4. 呼吸功能减退 患者表现为呼吸频率变快或变慢,呼吸深度变深或变浅,出现鼻翼呼吸、潮式呼吸、张口呼吸等,最终呼吸停止。

5. 感觉、知觉改变 患者表现为视觉逐渐减退,由视觉模糊只能看近物,发展到只有光感,最后视力消失,分泌物增多。出现意识模糊、昏睡、昏迷等。疼痛是临终患者常见的症状,也是最严重的不适。患者表现为烦躁不安,血压及心率改变,呼吸变快或减慢,瞳孔放大,有不寻常的姿势,疼痛面容(五官扭曲、眉头紧锁、眼睛睁大或紧闭、双眼无神、咬牙)。

6. 临近死亡的体征 患者各种反射逐渐消失,肌张力减退、丧失;脉搏快而弱,血压降低;呼吸急促、困难,出现潮式呼吸;皮肤湿冷。通常呼吸先停止,随后心跳停止。

(二)临终患者的日常护理

1. 居住环境 注重体现人文关怀,居室应保持清洁整齐、安静舒适、阳光充足、空气新鲜、合适的温度与湿度、色调和谐,使人感到充满着温馨与希望。患者不宜居住单人房间,以免增加孤独感。为临终患者提供舒适和安静的环境。

2. 饮食 提供高蛋白、高热量、丰富维生素及矿物质和微量元素,且易于消化吸收的食物,注意征求患者的意见,注重科学合理的膳食调配。对于不同的患者可采用普食、软食、半流质膳食、流质膳食。

3. 口腔与皮肤护理 保持口腔清洁卫生与舒适,驱除异味、减少感染是做好口腔护理的重要原则。指导患者家属做好每日的皮肤护理。

4. 改善呼吸功能 保持室内空气新鲜和患者的舒适与安宁,房间应及时通风换气。保证患者呼吸道通畅。应该重视患者的呼吸困难程度,必要时可给予及时的吸氧,纠正缺氧状态,改善其呼吸功能。

5. 排泄护理 临终患者常因肛门及膀胱括约肌松弛而失去控制大小便的能力,会发生腹泻或小便失禁。应将局部皮肤洗净擦干,动作应轻柔,保持肛门周围或会阴部干燥,避免感染。

6. 睡眠护理 提供安静舒适的睡眠环境;指导患者入睡前做些松弛活动、听听轻音乐、喝温热牛奶、用热水按摩;对于严重睡眠障碍患者,若上述护理效果不佳,可适当遵医嘱给予镇静或安眠药物,但应避免使用巴比妥类药物。

7. 减轻或控制疼痛 认真观察患者每次疼痛发作部位、时间、程度、性质,用同情、安慰、鼓励和分散、转移注意力的方法消除患者对疼痛的恐惧与紧张,提高疼痛的阈值。如使用药物止痛,选择恰当的剂量和给药方式,注意观察用药后的效果与反应。

七、临终患者的心理特点及护理

美国心理学家库布勒·罗斯博士(Dr. Elisabeth Kubler Ross)提出临终患者通常经历五个心理反应阶段。这些不同心理阶段并非按前后顺序出现,也可重合、提前或推后出现。

(一)临终患者的心理特点

1. 否认期 患者否认且极力拒绝接受事实。

2. 愤怒期 患者常表现为极为生气与愤怒。

3. 协议期 此期愤怒心理开始渐渐消失,转向接受临终的事实。

4. 忧郁期 产生很强的心理失落感,出现悲伤、退缩、情绪低落、沉默、哭泣等消极情绪。

5. 接受期 临终最后阶段。在自我心理的努力、挣扎之后,患者变得趋向于心理平静,能够开始接受即将面临死亡的事实。

(二)临终患者的心理护理

1. 否认期心理护理 护理人员应具有真诚、友好、诚实的态度,避免故意揭穿患者的心理防卫机制。

2. 愤怒期心理护理 护理人员应认真倾听患者诉说心理感受,允许其以发怒、抱怨、不合作的行为来宣泄内心的焦虑与恐惧等负面情绪,并预防患者发生意外事件。

3. 协议期心理护理 护理人员应当给予患者正确的指导和关注,加强基础与心理护理,尽量满足患者的身心需要,使其更好地配合治疗与护理,达到减轻痛苦,控制疾病症状的目的。

4. 忧郁期心理护理 应给予更多的同情和照护。

5. 接受期心理护理 尊重临终患者,避免强迫交谈。

八、临终患者的家庭特点及护理

(一)临终患者和家庭特点

(1)家庭成员角色和义务的调整与适应。

(2)家庭成员个人目标的改变。

(3)使原本平衡的家庭生活受到严重破坏,并发生诸多变化。

(4)身心与经济压力增加。

(5)易产生悲观、厌烦、冷漠的心理。

(6)家属有时可能对临终患者会产生欲其生又欲其死的矛盾冲突心理,易引起家属的内疚与罪恶感。

(7)家属成员也会减少与亲友、同学的交往,自我的痛苦与烦恼无处可以宣泄。

(二)临终患者的家庭护理

(1)切实做好家庭功能和家庭资源的评估与利用,充分发挥家庭成员的主观能动性。

(2)满足家属照顾患者的需要。

(3)积极鼓励家属表达真实情感。

(4)签订家庭护理协议书。

九、死亡教育

死亡教育是就如何认识和对待死亡而进行的教育,其主旨在于使人正确地认识和对待死亡。

(一)死亡教育的目标

死亡教育的实质是帮助人们认清生命的本质,能够坦然接受生命的自然规律。死亡教育的目的是激发人们现有的生命活力和动力,获得更有意义和快乐的生命。死亡教育目标包括:①资讯分享;②调适行为;③价值澄清。

(二)死亡教育的内容

死亡教育内容包括:死别与悲痛;死亡的宗教及文化观;对生命周期的看法;死亡的原因;法律问题;经济问题;社会服务机构;死亡的定义;安乐死;自杀;社会认可的死亡;遗体处理;丧葬及其他习俗;生命、死亡及人类的命运等。

(三)死亡教育的意义

死亡教育实质上是人生教育的实践与深化。护理人员通过护理学、心理学、社会学等多领域知识帮助患者及家属转变传统观念:①使其能够科学和人道地认识死亡,理智地直面和思考死亡,超越对死亡的恐惧,进而反思生命存在的意义,激发个体生命活力;②使受教育者或濒死者能够主动认识人类生命过程,帮助患者以最小的痛苦安详和有尊严地离世,使家属能够客观面对家庭成员的死亡,树立现代科学死亡观与孝道观,重视对临终患者的照护与关怀;③不断完善与发展临终关怀护理领域的理论。

【导入案例评析】

1.结合案例分析该社区遵循了哪些临终关怀的原则。

该社区将优质服务与家庭照护相结合开展临终关怀实践,专业护士连续性、全方位、全程指导,强调家庭照料,提高患者人生最后阶段生活质量及帮助家属尽快度过居丧期。建立以家庭临终病床为主、社区临终病床为辅、医院临终病床为补充的临终关怀模式,方便当地临终病人及家属。可见其对临终患者的治疗与护理不以延长患者的生命过程的治疗为主,而是以全面护理为主,提高临终患者临终阶段的生命质量,维护临终患者的尊严,遵循以护理为主的原则。

(1)该社区遵循了适度治疗原则。指导癌症患者减轻疼痛的三阶梯用药,开展中医适宜技术以减轻患者不适,尽量让患者达到舒适的状态,这体现了适度治疗原则,即不以延长生命过程的治疗为主,而是以解除痛苦、姑息治疗为主。

(2)该社区遵循了满足心理需要的原则。临终患者通常不同程度地经历着复杂的心理发展过程,且因个体的社会经济地位、家庭角色、受教育程度、文化背景、宗教信仰、职业与年龄等的不同而各有差异。因此,对疾病晚期患者或老人应重视加强心理疏导与不同心理阶段相应的护理,使其正视所面临的客观现实。该社区根据患者的不同心理由专业心理咨询师采取应对措施,细心、耐心地帮助其平稳度过心理反应期。

(3)整体护理及人道主义原则。该社区护理人员根据患者的性格特征、家庭条件、性别、文化层次、社会地位、经济状况及忍受力的不同,有针对性地实施护理。临终关怀服务不仅注重患者的需求,同时帮助家属宣泄和排解情绪,指导其听音乐、看喜剧电影或哭泣,及时宣泄和排解情绪,还指导其正确护理方法,以节省体力和时间。病人丧后注重家属的心理安抚工作,这体现了整体护理原则及人道主义原则。

2.结合案例试述临终患者的护理要点。

临终患者会出现肌肉张力丧失,胃肠道蠕动逐渐减弱,循环功能减退,呼吸功能减退,感觉、知觉改变,临近死亡的体征。该社区临终关怀模式以家庭临终病床为主,方便当地临终患者及家属,同时体现人文关怀。患者在其熟悉的环境,利于减少孤独感。此外,该社区落实基础护理,根据患者病情和医嘱准确无误地完成各种药物治疗和护理,指导癌症患者为减轻疼痛三阶梯用药。开展中医适宜技术减轻患者不适,尽量让其达到舒适的状态。妥善固定各种引流管,紧急处理意外脱管,指导家属参与力所能及的护理。再次,教会家属有关疾病的病情观察及应急处理,如虚脱症状,低血糖的表现,呼吸、心脏骤停的表现。完成各项生活护理。24小时责任制:电话通畅,每天联系,做好针对性的多次指导,强化式健康教育提高患者健康知识知晓率和自我护理能力。

临终患者通常经历五个心理反应阶段:否认期、愤怒期、协议期、忧郁期、接受期。该社区根据患者的不同心理由专业心理咨询师采取应对措施,细心、耐心地帮助其平稳度过心理反应期。

临终患者的家庭成员一般也很难面对患者濒临死亡的事实,也会经历一系列的心理哀伤阶段与过程。因此,应切实做好患者家属的护理。首先,注重家庭功能和家庭资源的评估与利用,充分发挥家庭成员的主观能动性,该社区与当地社区工作站、义工服务点及宗教机构取得联系,对困难家庭给予社会支持。其次,满足家庭照顾患者的需要,积极鼓励家属表达真实情感,该社区指导家属参与力所能及的护理,并指导其正确护理方法,以节省体力和时间。最后,该社区与临终患者或家属签订协议书,明确双方责任与义务,让患者及家属明确临终关怀的目的和意义,同时指导家属积极配合,需要在生理、心理和社会各方面给予患者关怀与帮助,从而达到逝者死而无憾、生者问心无愧的目标。

3.该社区对居民开展死亡教育,有什么目的和意义?

死亡教育是就如何认识和对待死亡而进行的教育,其主旨在于使人正确地认识和对待死亡。正确地认识和对待自己的死亡,同时也正确地认识和对待他人的死亡。死亡教育的实质是帮助人们认清生命的本质,能够坦然接受生命的自然规律。死亡教育的目的是激发人们现有的生命活力和动力,获得更有意义和快乐的生命。

死亡教育实质上是人生教育的实践与深化。护理人员通过护理学、心理学、社会学等多领域知识帮助患者及家属转变传统观念:①使其能够科学和人道地认识死亡,理智地直面和思考死亡,超越对死亡的恐惧,进而反思生命存在的意义,激发个体生命活力;②使受教育者或濒死者能够主动认识人类生命过程,帮助患者以最小的痛苦安详和有尊严地离世,使家属能够客观面对家庭成员的死亡,树立现代科学死亡观与孝道观,重视对临终患者的照护与关怀;③不断完善与发展临终关怀护理领域的理论。

【能力和知识拓展】

《上海市社区卫生服务中心临终关怀科设置标准》

社区卫生服务中心临终关怀科是为肿瘤晚期等临终患者及家属提供居家或住院舒缓疗护基本服务的临床科室。

(一)设置标准

社区卫生服务中心开展舒缓疗护服务的,应当到本区(县)医疗机构执业登记机关办理登记手续。

临终关怀科原则上配置门诊诊室和相对独立的病区。

如设置病区,一般设置 10 张临终关怀住院床位。服务量大的社区卫生服务中心可根据实际情况适当增加床位。

社区卫生服务中心根据服务能力和相关要求,在本社区范围内开展居家临终关怀服务。

为体现人文关怀,临终关怀科标识标牌名称为舒缓疗护。

(二)建设标准

1.临终关怀门诊

门诊诊室使用面积不少于 $15m^2$,布局合理,能满足保护患者隐私、无障碍设计的要求,并符合国家卫生学标准。

(1)基本设备:办公桌、办公椅、患者椅、空调、档案柜、计算机及打印设备、电话等通信设备、电视机等多媒体设备等。

(2)诊疗设备:诊查床、听诊器、血压计、压舌板、体温计、读片灯、体重身高测量仪、脉枕、治疗推车。

(3)出诊设备:电子血压计、听诊器、体温计、压舌板、血糖仪、叩诊锤、手电筒、氧气袋、皮尺、小剪刀、针灸用具、便携式心电图仪、纸和笔、对症治疗的基本药物(不包括麻醉类药品)等,必要的交通工具和通信设备。有条件的可配置远程诊疗仪等设备。

2. 临终关怀病区

(1)分区及床位面积配置:临终关怀病区包括病房、护士站、治疗室、处置室、谈心室(评估室)、家属陪伴室、关怀室、医务人员办公室、配膳室、沐浴室和日常活动场所等三大功能区(即服务区、管理区、生活辅助区)11室。其中,家属陪伴室可与临终关怀室合用。医护办公室由临终关怀科医生、护士和医务社工等共用,便于相互沟通交流。病室规模、床位建筑面积和室均使用面积应符合规定(表12-1)。

表 12-1　临终关怀病房建筑面积指标

病室规模(床)	1 张床	2 张床	3 张床	4 张床及以上
床位建筑面积指标(m²/床)	50	45	45	45
室均使用面积(m²/室)	15	20	20	25

(2)各室用房在总使用面积中所占比例可参考表12-2。

表 12-2　临终关怀病区各类用房面积及占总使用面积比例

项目分类	病房*	护士站	医护室*	治疗室	处置室	谈心室(评估室)*	家属陪伴室	配膳室	日常活动场所(音乐室)	沐浴室	关怀室*	合计
使用面积	80	30	15	10	10	15	20	20	50	25	20	305
构成比(%)	26.23	9.84	5.09	3.28	3.28	4.92	6.56	6.56	16.39	11.29	6.56	100
说明	床均5m² 3～4间病室	1间	1间	1间	1间	1间	1间	1间	按每床5m²计算	1间	1间	14间

注:打"*"为临终关怀病区专用,其余可以共用。

(3)临终关怀病区各功能区域用房占总建筑面积的比例可参考表12-3。

表 12-3　临终关怀病区各功能区域用房占总建筑面积的比例

功能区	比例(%)
保障系统	32.27
管理系统	14.52
辅助系统	53.21

(4)承担教学和实习任务的社区卫生服务中心临终关怀病区,其教学用房应符合规定(表12-4)。

表 12-4　临终关怀病区教学和实习用房指标

分类	实训室	会议室
面积指标(m²/学生)	2.5	4

注:①学生的数量按临床教学班或实习的人数确定。

②可利用社区卫生服务中心会议室等现有资源。

(三)人员配备

(1)临终关怀科至少配备 2 名获得市级岗位培训合格证书、执业范围为全科医学专业的临床类别或中医类别专职执业医师和 4 名注册护士。其中,包括 1 名中级以上任职资格的临床类别执业医师、1 名中级以上任职资格的注册护士。

(2)临终关怀病区设护士长 1 名。每增加 4 张病床至少增加配备 1 名执业医师、1 名注册护士。

(3)每 4~6 张床至少配备 1 名护理员。

(4)每 20 位居家舒缓疗护患者至少配备 1 名执业医师、1 名注册护士。

(5)建议配备医务社工和社会志愿者。

(6)应当配备与开展的诊疗业务相应的药师、技师、临床营养师等医技人员。其他人员按需要配置。

(四)建筑要求

1. 社区卫生服务中心临终关怀科门诊与病区选址　应当满足临终关怀科功能与环境要求,门诊与病区选择服务方便、相对独立、环境安静、条件较好的位置。应充分考虑临终关怀工作的特殊性质,协调好与周边环境的关系,临终关怀病区与其他病区相对独立。门诊和病区应开设在同一执业地点,便于对患者的连续性服务和临终关怀科医务人员的沟通交流与资源共享。

2. 临终关怀科病区总体规划布局与平面布置　应符合下列规定:

(1)建筑布局紧凑,合理确定临终关怀三大功能分区,室内采光、色彩设计符合临终关怀特点和卫生学要求,在满足临终关怀病区基本功能需要的同时,适当考虑未来发展。

（2）病房装修应符合实用、经济、美观的原则，宜选用经济、耐久、功能性好，并符合卫生学要求的材料，不应使用开裂、易燃、易腐蚀的材料。注重环境形象建设，应通过内部装饰，传播临终关怀知识，介绍临终关怀方法，体现朴素、温馨、幽静的服务特点，营造良好的临终关怀教育文化氛围。

（3）科学设计人流和物流通道，合理确定进口和出口路线，病室以及卫浴室至少应各有一扇门，且宽度至少 100cm。病区走廊净宽至少 1m。有推车（床）通过的门和墙面，应采取防碰撞措施。病区应设有电梯（仅使用地面一楼除外）。病房走道应当符合消防法及有关法律法规的规定，设有扶手、栏杆。楼梯、走道及浴厕使用防滑地板，并有防滑措施。无障碍设施设置应符合国家建筑物无障碍设计规范，在走道台阶处，应有推车或轮椅的专用斜坡道，并采用防滑材料。

3. 临终关怀病房　应符合下列要求：

（1）临终关怀病房宜设朝南向，充分利用自然通风与自然采光。不宜设阳台。

（2）宜设 2 人或 4 人床的病房。应配备床头柜与护理站的紧急呼叫器。每床应有床栏及调节高度的装置。应设置储物柜（壁橱）。

（3）床边与邻床之间的距离至少 80cm，床边与墙壁之距离至少 80cm。

（4）病室高度：地板至天花板净高至少 2.7m。

4. 辅助用房平面布置与建筑装修　应符合下列规定：

（1）配餐室、厕所、浴室等蒸汽溢出和结露房间，应采用牢固、耐用、难沾污、易清洁材料，并采取有效措施使蒸汽顺利排放。楼地面排水通畅，不出现渗漏。应考虑满足临终患者特殊需要设置无性别卫生间。

（2）沐浴室宜配置全自动升降沐浴推床装置，并有专业性洗澡机设备。应设有扶手，并配备紧急呼叫系统和配置清晰、醒目的标识系统。沐浴室建筑装修和环境设计，应符合适用、经济、美观的原则，有利于临终患者生命质量的改善，体现人性、温馨、清新、自然的行业特点和民俗特点。楼地面有防滑宜清洗的材料，排水通畅，不出现渗漏。

（3）告别室应建设满足告别亡者需要的设施，充分体现人性、人道、关爱的特点，至少配置一张病床、床头柜和沙发，提供家属慰藉心灵的服务设施与环境。一般不设急救仪器设备，并应采取防虫、蝇、蚤、鼠等动物侵入的措施。

（4）如设太平间，应设于较隐蔽的位置，与主要建筑适当隔离，并宜单独设置出口，同时应配备遗体冷藏设备。

（五）病区设备配置标准

（1）临终关怀病房与辅助用房设备配置应与临终关怀科工作流程、开展的业务项目及服务量相适应，并应充分共享，提高利用率。

（2）病房配置主要品目包括专用床、全自动升降沐浴推床装置等 9 类（表 12-5），具体装备还应考虑相关的临终关怀技术要求，从中选取适宜设备。打"＊"的表示临终关怀病区必备设备。

表 12-5 临终关怀病区主要设备

功能室	序号	设备名称	单位
病房	1	专用床*	张
	2	床单元被单被褥*	件
	3	氧气瓶推车	辆
	4	移动紫外线灯	台
	5	治疗车	辆
	6	病历柜	个
	7	担架车	辆
	8	换药车	辆
	9	药品柜	个
	10	超声雾化器	个
	11	电动吸引器	个
	12	胃肠减压器	个
	13	床旁坐便器	个
	14	床旁洗头器具	个
	15	心电图仪	台
	16	输液泵	个
治疗室（处置室）	17	处置台	个
	18	输液架	个
	19	地站灯	个
	20	药品（器械）柜	个
医务人员办公室	21	观片灯	台
	22	电脑及打印机	台
	23	档案柜	个
谈心室（评估室）	24	沙发*	张
	25	书柜*	个
	26	展示柜*	个
	27	电脑*	台
	28	电视机*	台
	29	DVD*	台
	30	录音笔*	支
家属陪伴室	31	沙发*	张
	32	电视*	台
	33	简易家具若干	个
沐浴室	34	淋浴设备*	套
	35	全自动升降沐浴推床装置*	台
	36	衣柜*	个
	37	按摩仪	台
关怀室（告别室）	38	病床*	张
	39	椅	张
	40	电视*	台
	41	DVD*	台

(续表)

配膳室	42	冰箱	台
	43	微波炉	台
	44	饮用水柜	个
日常活动场所	45	沙发	张
	46	家具	个
	47	电视机	台

(六)管理

(1)制定各项规章制度和各类人员岗位职责。

(2)医疗文书格式规范,按照国家或本市制定或认可的临终关怀技术操作规程开展服务。

(3)应用信息技术做好临终关怀服务和管理。

【实训与指导】

一、实训目标

1.考查学生对临终患者及其家属的护理、死亡教育内容的掌握程度。

2.训练理论结合实际的案例分析能力,检索案例相关文献资料能力、归纳总结关键问题等基本能力。

3.掌握依据临终患者的生理、心理、家庭特点实施临终关怀护理的基本能力及开展死亡教育的能力。

二、实训内容与形式

案情　某社区卫生服务中心实践临终关怀服务

2012 年 3 月,某社区卫生服务中心完成临终关怀科注册,6 月中旬提供临终关怀(舒缓疗护)服务。团队工作人员 17 人,包括医生、护士、社工和心理咨询师;科室建筑面积 620m²,病床 17 张;硬件及患者收治标准等均执行本市卫生局的相关规定。同时按某市社区卫生服务中心舒缓疗护(临终关怀)科基本标准政策解读要求,为体现人文关怀,将临终关怀病区标识为舒缓疗护病区,临终关怀门诊标识为舒缓门诊。服务对象为晚期肿瘤患者及其家属,无手术、化疗及放疗等治疗需求者;主要治疗服务手段为镇痛、姑息治疗、对症支持并辅以心理疏导、家属哀伤辅导等人文关怀。

该社区卫生服务中心对 76 位患者及 101 位患者家属提供了临终关怀服务,采用自行设计的调查问卷了解患者家属知晓舒缓治疗的途径及住院期间最需要解决的问题,调查出院患者日均费用、用药及其他费用的占比,并与综合性医院晚期肿瘤患者相应费用作比较。此外,对收住临终关怀病房的患者采用 SCL-90 症状自评量表,由具有国家心理咨询师资质的医务人员进行调查。结果显示,患者知晓临终关怀服务主要途径依次为媒体、亲友、网络和综合医院。60%以上的患者要求获得的临终关怀服务是接触镇痛,近35%的患者要求获得医学和心理支持,符合临终关怀的服务目标。住院费用方面,76名患者日均费用为219.97元,与非姑息治疗科相比,各类费用均有不同程度降低,降低最明显的是西药费和总治疗费。心理层面,患者的抑郁和焦虑两个因子的均值有轻度降低。因此,临终关怀服务通过缓解患者症状,辅以心理支持,可达到节省医疗资源的目的,同时减轻患者家庭的经济负担,提高患者及家属的生活质量。

（案例来源:唐跃中,陈雯.康健社区卫生服务中心临终关怀服务回顾[J].上海医药,2013,34(18):49-51.）

请思考并回答以下问题:

1.结合材料说明临终关怀服务的目标。

2.结合该社区舒缓疗护的结果试述临终关怀的意义。

3.该社区若要开展死亡教育,内容应包括什么?

四、实训要领

1.学习和掌握案例分析涉及的本章主要知识。

2.检索并找出案例分析涉及的文献资料。

3.查找文献资料,必要时进行调查研究,了解国内外临终关怀现状及对发展我国临终关怀服务的启示。

五、成果要求和评分

1. 分组或独立完成　如果以分组形式完成,应当对案例分析过程实行任务分解,即分别以1名同学为主分段承担资料查找、案例分析和总结归纳、撰写书面报告等工作。研究过程应当在充分发挥所有成员同学主动性、积极性的基础上实现同学间的互助、交流和协作。

2. 提交书面报告　分析部分的字数在1500字左右,要求观点明确、说理清楚,既要讲清楚作为理由和依据的基本知识,更要针对案情事实进行分析并得出明确的结论。

3. 评分　分组完成的案例分析报告由组长根据小组成员在参与资料查找、小组讨论、案例分析、报告撰写等过程中的贡献度进行初步评分,最后由老师根据评分规则打分。独立完成的案例分析报告由老师根据评分规则打分。

附件:书面作业

案例分析报告

1.结合材料说明临终关怀服务的目标。

2.结合该社区舒缓疗护的结果试述临终关怀的意义。

3.该社区若要开展死亡教育,内容应包括什么?

参考文献

[1]蔡永平.清—港合作社区护理个案研究介绍[J].中国护理管理,2004,4(5):28-30.

[2]陈成文,姚晓,吴芳.提升抗逆力:失偶老人的社区工作服务模式:基于长华社区的个案研究[J].社会工作,2016(4):87-93.

[3]陈雪萍,李冬梅.社区护理学[M].杭州:浙江大学出版社,2014.

[4]董婷,刘素珍,李继平,等.社区护士主导的团队对高血压患者的管理及效果评价[J].中华护理杂志,2017,52(6):680-685.

[5]国务院办公厅.关于印发中国防治慢性病中长期规划(2017—2025年)通知[EB/OL].(2017-01-22)[2018-02-27].http://www.gov.cn/zhengce/content/2017-02/14/content_5167886.htm.

[6]何国平,赵秋利.社区护理理论与实践[M].北京:人民卫生出版社,2012:39.

[7]李春玉.社区护理学[M].北京:人民卫生出版社,2012.

[8]李晓南,孙俊菲,倪小玲,等.互联网+社区健康管理服务模式探讨[J].中国卫生信息管理杂志,2016,13(1):85-88.

[9]刘子琪,刘爱萍,王培玉.中国糖尿病患病率的流行病学调查研究状况[J].中华老年多器官疾病杂志,2015,14(7):547-550.

[10]世界卫生组织,联合国教科文组织,国际劳工组织,等.社区康复指南:导论篇[EB/OL].(2011-09-23)[2017-09-14].http://www.who.int/disabilities/cbr/guidelines/zh/.

[11]孙秋雪,吕雨梅,张文越,等.社区脑卒中后残疾患者协同健康管理模式构建及管理效果研究[J].中国全科医学,2017,20(26):3210-3215.

[12]唐跃中,陈雯.康健社区卫生服务中心临终关怀服务回顾[J].上海医药,2013,34(18):49-51.

[13]田艳妮,石贞仙.国内居家护理现状分析及对策[J].全科护理,2015,13(4):304-305.

[14]汪晓风.一起预防接种事故的分析[J].现代预防医学,2003,30(2):134-134.

[15]卫生部办公厅.卫生部办公厅关于印发新生儿访视等儿童保健技术规范通知[EB/OL].(2012-05-02)[2016-11-04].http://www.gov.cn/zwgk/2012-05/02/content_2128078.htm.

[16]肖闻宇,郑舒华,何小珍.社区护理干预对老年痴呆患者及照料者生活质量影响

的研究[J].中华全科医学,2016,14(1):150-152.

[17]战晓华.辽宁省社区养老发展路径研究:以沈阳市 JA 社区为例[J].辽宁经济职业技术学院·辽宁经济管理干部学院学报,2015(6):28-30.

[18]张明香.社区康复护理对社区卫生服务质量的影响研究[J].大家健康,2015,9(8):246-247.

[19]赵冰.高血压社区健康管理的方式及施行效果观察[J].中国卫生产业,2016,13(23):190-192.

[20]赵兴.我国城市社区健康教育问题与对策研究——以济宁市为例[D].济南:山东师范大学,2014.

[21]中国残联,国家卫生计生委,民政部,教育部,人力资源社会保障部.残疾人康复服务"十三五"实施方案[EB/OL].(2016-10-12)[2017-11-12].http://www.cdpf.org.cn/zcwj/zxwj/201610/t20161025_571268.shtml.

[22]中华人民共和国卫生部.健康中国 2020 战略研究报告[EB/OL].(2013-02-26)[2017-10-26].http://www.cmw-gov.cn/news.view-70-1.html.

[23]中华人民共和国卫生计生委基层卫生司.关于进一步规范社区卫生服务管理和提升服务质量的指导意见[Z].2015-11-25.

[24]周永红,钟华娟,徐珊珊,等.60 例临终患者社区优质服务与家庭照护相结合的临终关怀实践[J].护理学报,2016,23(14):71-75.

[25]周跃,张慧敏,袁泱.社区护理服务对社区慢性病管理的意义[J].社区医学杂志,2016,14(1):82-84.

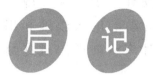

后　记

　　杭州师范大学医学院是国内最早开展护理专门化教育的学校之一，建校早期就拥有自己专门的附属医院供学生进行临床护理技能学习，这使我院护理教育自创立伊始就有着起点高、严格正规、专业系统的特点。长期以来，学院致力于优秀护理人才培养，并因此先后承担卫生部（现为国家卫生和计划生育委员会）和世界卫生组织（WHO）联合规划的中国护理教育改革项目，被列为卫生部全国护理教学改革试点单位，1995 年成为联合国计划开发署（UNDP）的护理发展项目师资培训中心，在国内外护理教育界享有很高的声誉。已为全国各省各级医疗单位输送了万余名合格的毕业生，成为各家医疗单位的护理骨干，其中有国际南丁格尔奖获得者、中央领导的保健护士。

　　为适应社会发展对护理人才的需求，强化学生综合能力和创新思维的培养，本学科专业积极更新教学理念，构建了基础护理、临床护理、人文护理和特色社会护理服务 4 个课程教学模块，组建了护理学基础、健康评估、母婴护理、儿童护理、成人护理、急救护理、危重症护理、形体训练、中医护理、康复护理等实验室，先后形成了"护理学基础""母婴护理""健康促进""老年护理""康复护理"等省市级精品课程。探索改革教学内容，加强师资队伍建设，拓展社会服务功能，2004 年成为浙江省社区护士岗位培训中心挂靠单位，2006 年获护理学硕士学位授予权，2009 年成立浙江省老年护理实训中心，同年获批杭州市特色专业建设，2010 年获批省级实验教学示范中心建设，2012 年获批浙江省重点学科建设，2015 年获批浙江省一流学科建设，从而为杭州师范大学护理学专业在全省乃至全国扩大影响力奠定了良好的基础。

　　为了鼓励教师及时更新教学内容，将最新的学科发展成果融入教材，2015 年初组织各个学科方向的一线教师编写以数字化融媒体为特色的《护理学专业创新人才培养系列教材》，并邀请了多位浙江大学的著名专家、教授和浙江大学出版社的专家进行指导，力争出版的教材能很好地反映多年来的教学和科研成果,争取出精品、出名品。现在丛书的首批教材终于付梓出版了,在此我们感谢为该丛书编写和出版付出辛勤劳动的广大教师和出版社的工作人员,并恳请读者和教材使用单位对该丛书提出批评意见和建议,以便今后进一步改正和修订。

2016 年 7 月 20 日